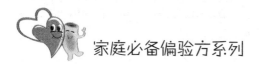

家庭必备偏验方系列

妇科疾病偏验方

主编 贾清华 黄 坤

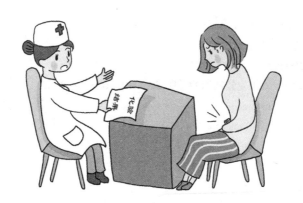

中国医药科技出版社

内 容 提 要

　　本书收载了大量治疗妇科疾病的有效中药偏验方和食疗偏方，每方包括组成、制法用法和功效主治。其内容丰富，用料采集方便，制作介绍详细，用法明确，广大患者可根据自身病情对症选方试用。

图书在版编目（CIP）数据

　　妇科疾病偏验方 / 贾清华，黄坤主编 . — 北京：中国医药科技出版社，2017.5
　　（家庭必备偏验方丛书）
　　ISBN 978-7-5067-9122-9
　　Ⅰ . ①妇… Ⅱ . ①贾… ②黄… Ⅲ . ①中医妇科学－土方－汇编 ②中医妇科学－验方－汇编 Ⅳ . ① R289.53

　　中国版本图书馆 CIP 数据核字（2017）第 042523 号

美术编辑　陈君杞
版式设计　也　在

出版　中国医药科技出版社
地址　北京市海淀区文慧园北路甲 22 号
邮编　100082
电话　发行：010 - 62227427　邮购：010 - 62236938
网址　www.cmstp.com
规格　880 × 1230mm $\frac{1}{32}$
印张　7 $\frac{1}{2}$
字数　162 千字
版次　2017 年 5 月第 1 版
印次　2020 年 3 月第 2 次印刷
印刷　三河市百盛印装有限公司
经销　全国各地新华书店
书号　ISBN 978-7-5067-9122-9
定价　**28.00 元**

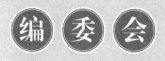

编委会

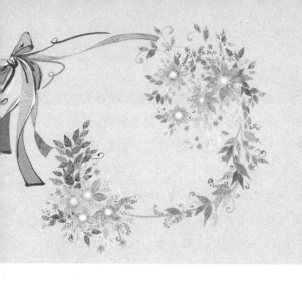

前　言

　　古人有"千方易得，一效难求"的说法。《内经》有"言病不可治者，未得其术也"。"有是病，必有是药（方）"。对于一些家庭常见疾病，一旦选对了方、用对了药，往往峰回路转，出现奇迹。

　　本丛书包括：呼吸疾病、消化疾病、糖尿病、高血压、心血管疾病、高脂血症、痛风、肝病、肾病、肿瘤、风湿性疾病、男科疾病、妇科疾病、儿科疾病、美容养生、失眠、疼痛、五官科疾病，共计18分册。每册精选古今文献中偏验方几百首，既有中药内服偏验方，又有中药外用偏验方和食疗偏方。每首偏验方适应证明确，针对性强，疗效确切，是家庭求医问药的必备参考书。

　　本套丛书引用、收集了民间流传、医家常用以及一些报刊、书籍所载的偏验方，并以中医药理论为依据，以辨证施治为原则，依托中医证型，进行分门别类，去粗存精，避免了众方杂汇、莫衷一是的弊端，使之更加贴近临床，贴近患者，贴近生活，以期达到读之能懂、学以致用、用之有效的目的。

　　本书收载了大量治疗妇科疾病的有效中药内服偏验方、食疗偏方和中药外用偏验方，每方包括组成、制法用法和功效主治。其内容丰富，用料采集方便，制作介绍详细，用法明确。

需要提醒的是，偏验方只是辅助治疗的手段，并且因患者病情分型不同，治疗也会大相径庭，若辨证错误，结果可能会适得其反。所以，强烈建议读者在使用书中偏验方时务必在医生指导下使用，并且使用时间的长短由医生来决定。由于我们的水平和掌握的资料有限，书中尚存一些不尽善美之处，敬请广大读者批评指正。

编者

2016 年 10 月

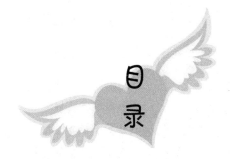

第一章　月经疾病　／　1

第二章　子宫疾病　/　52

第二节 宫颈炎及糜烂 / 68

第五章　乳腺疾病 / 184

第一章 月经疾病

月经病是指以月经的周期、经期、经量、经色、经质的异常，或伴随月经周期出现的症状为特征的疾病。临床表现有月经先期、后期，经量过多、过少，崩漏，闭经，痛经，经前期综合征，经行吐衄，经行泄泻，经行发热，经前乳胀，经前头痛，经前便血，经行浮肿，经前皮疹，经间期出血，经期精神失常，经行腹痛等多种类型，症状各异，病因复杂，广义上统称为月经病。

第一节 月经不调

月经是女性的一种生理现象，它是卵巢功能的外部表现，也是具有生育功能的标志之一。少女在月经初潮后2年之内，月经大都不规律，经量时多时少，周期时长时短，这是卵巢发育尚不成熟所导致的，并不是真正的紊乱。但在形成了有规律的月经周期后，出现月经变化，则可视为月经不调。

月经不调是指月经周期、量、色、质发生异常以及伴随月经失调出现的全身性疾病，是女性的一种多发病。

中医认为月经不调的发病原因包括机体正气不足，抗病能力下降，肾气亏损，六淫侵袭；七情太过，饮食不节，营养不良，房劳多产，跌仆损伤，机械刺激及全身性疾病等诸多因素。

月经不调的中医辨证分型

中医把月经不调分为：血虚型、血寒型、血热型、血瘀型、肝肾不足型、肝郁脾虚型、气滞血瘀型、气血两虚型、血虚气滞型，具体如下：

1. 血虚型

症见经期延后，量少，色淡红，无块，或少腹疼痛；或头晕眼花，心悸少寐，面色苍白或萎黄，舌质淡红，脉细弱。

2. 血寒型

症见经期延后，量少，色黯红或有血块，小腹冷痛，得热减轻，畏寒肢冷，舌苔白，脉沉紧。

3. 血热型

症见经来量多，色鲜红或深红，质稠黏；或有小血块，常伴有心烦口渴、尿黄、便结，舌质红，苔黄，脉滑数。

4. 血瘀型

症见经行量少，色紫黑，有血块，小腹胀痛拒按，血块排出后胀痛减轻，舌紫黯或有瘀点，脉细涩或弦涩。

5. 肝肾不足型

症见经来先后不定，量少，色淡黯，质清；或腰部酸痛，或头晕耳鸣，舌淡苔少，脉细弱。

6. 肝郁脾虚型

症见月经周期不定，经量或多或少，色紫红，有块，经行不畅，或有胸胁、乳房、少腹胀痛，脘闷不舒，时叹息，嗳气食少，苔薄白或薄黄，脉弦。

7. 气滞血瘀型

症见月经先后不定，经量或多或少，色紫红，有块，经行不畅；或伴小腹疼痛拒按，或有胸胁、乳房、少腹胀痛，脘闷不舒，舌质紫黑或有瘀点，舌苔薄白或薄黄，脉弦涩。

8. 气血两虚型

症见经期提前或错后，经量增多或减少，经期延长，色淡，质稀；或少腹疼痛，或头晕眼花，或神疲肢倦，面色苍白或萎黄，纳少便溏，舌质淡红，脉细弱。

9. 血虚气滞型

症见月经延后，量少而色淡，小腹胀痛，面色苍白或萎黄，身体瘦弱，皮肤不润，头晕眼花，心悸，精神郁闷，胸痞不舒，乳胀胁痛，舌质暗红，苔薄黄，脉弦涩或虚细。

一、中药内服偏验方

生地黄炙鳖甲方

【组成】生地黄、炙鳖甲（先煎）各 12g，当归、白芍、阿胶（烊冲）、荆芥炭、栀子、黄芩各 9g，川芎、银柴胡、炙甘草各 4.5g。

【制法用法】水煎服。每日 1 剂，分 2 次服用。

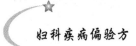

【功效主治】清热凉血。主治月经不调，月经先期量多。

吴茱萸当归方

【组成】吴茱萸、当归各 9g，芍药、川芎、人参、桂枝、牡丹皮（去心）、生姜、甘草、半夏各 6g，麦冬（去心）9g。

【制法用法】以水 1000ml，煮取 300ml，去滓。每日 1 剂，分 2 次温服。

【功效主治】散寒，补血，活血，调经止痛。主治月经不调。

杜仲方

【组成】党参、白术各 15g，茯苓、白芍各 12g，生地黄、当归、阿胶各 9g，地榆炭、荆芥穗、甘草各 6g，川芎 4.5g。

【制法用法】水煎服。每日 1 剂，分 2 次服用。

【功效主治】健脾调经，益气补血。主治月经紊乱，提前或错后，月经不止等症。

红花牛膝方

【组成】当归、红花、牛膝、生地黄各 9g，桃仁 12g，枳壳、赤芍、柴胡、甘草各 6g，桔梗、川芎各 4.5g。

【制法用法】水煎服。每日 1 剂，每日服 2 次。

【功效主治】活血调经，祛瘀止痛。主治气滞血瘀型月经不调。

益母草茜草方

【组成】益母草、茜草各 12g，丹参、当归、泽兰、赤芍、银柴胡、桂枝、延胡索、木香各 9g。

【制法用法】水煎服。每日1剂，分2次服用。

【功效主治】活血，祛瘀，调经，利水。主治月经不调，经行量少不畅，色紫有血块。

生地黄方

【组成】生地黄15g，当归、白芍、黄柏、阿胶（烊化冲服）、香附、甘草各9g，知母、黄芩、黄连、川芎、炒艾叶各6g。

【制法用法】水煎服。每日1剂，分2次服用。

【功效主治】清热凉血，调经止痛。主治月经不调，月经提前，血热量多。

赤芍熟地黄方

【组成】当归、赤芍、熟地黄、泽兰、卷柏、柏子仁、牛膝、桃仁、丹参各9g，川芎、香附各6g，红花5g。

【制法用法】水煎服。每日1剂，分2次服用。

【功效主治】补血，活血，调经止痛。主治血瘀型月经不调，周期延长。

当归白芍方

【组成】当归、白芍、牡丹皮、栀子、香附、黄芩各9g，郁金6g，柴胡、炙甘草各4.5g。

【制法用法】水煎服。每日1剂，分2次服用。

【功效主治】疏肝清热，活血，调经止痛。主治月经不调（肝郁气滞化火型）。

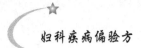

丹参方

【组成】丹参 30g，制香附 15g。共研为细末，每服 6g。

【制法用法】水煎服。每日 1 剂。临睡前温开水送下。

【功效主治】祛瘀止痛，活血通经。主治月经先后无定期。

当归红糖方

【组成】当归、红糖各 15g，益母草 9g，生姜 6g。

【制法用法】水煎服。每日 1 剂，分 2 次服用。

【功效主治】活血，祛寒，止痛。主治月经不调，经期延后。

瓦松方

【组成】瓦松 12g，酒、红糖各适量。

【制法用法】加水煎瓦松取汁，酒和红糖冲汁服。每日 1 剂。

【功效主治】活血，祛寒，调经。主治月经不调，经来腹痛。

二、食疗偏方

牡丹花面糕

【组成】牡丹花 2 朵，鸡蛋 5 枚，牛奶 250ml，白面 200g，白糖 150g，小苏打少许。

【制法用法】牡丹花洗净，将花瓣摘下切成丝。鸡蛋去壳打成蛋花，同牛奶、白面、白糖、小苏打混拌在一起，搅匀。倒一半在开了锅的湿屉布上，摊平，上面撒匀牡丹花丝，然后再倒入余下的一半混合料，摊平，盖好盖蒸 20 分钟，取出，扣在案板上，上面再撒牡丹花丝即成。每日 2 次。

【功效主治】益气养血，调经活血。适用于月经不调、行经腹痛。

黄芪母鸡汤

【组成】黄芪 20g，老母鸡 1 只，精盐适量。

【制法用法】将鸡破肚去杂物，洗净沥干，把黄芪纳入鸡腹内，放入砂锅内，加水煮沸后改文火炖，待熟时加盐少许。食肉饮汤，每日 2 次。

【功效主治】补血，调经。适用于月经不调、白带过多等妇科疾病。

龙眼肉鸡蛋汤

【组成】龙眼肉 50g，鸡蛋 1 枚。

【制法用法】加水先煮龙眼肉，半小时后将鸡蛋打入龙眼肉汤内共炖至熟。在月经干净后服用，连服 10 天，每天早、晚各 1 次。

【功效主治】补益心脾，滋阴养血。适用于月经不调。

鸡蛋红糖汤

【组成】鸡蛋 1 枚，红糖 100g。

【制法用法】红糖加水少许，煮开后打入鸡蛋至半熟即成。应在月经干净后服用，连用 2 天或 3 天，每日 1 次。

【功效主治】滋阴养血，调经止痛。适用于妇女月经不调。

大枣益母草汤

【组成】大枣 20 枚，益母草 10g，红糖 10g。

【制法用法】加水共炖。饮汤。每日早、晚各 1 次。

【功效主治】温经养血，祛瘀止痛。适用于月经不调、疼痛、腰酸。

鸡蛋益母草汤

【组成】鸡蛋 2 枚，益母草 30g。

【制法用法】鸡蛋洗干净，同益母草加水共炖，蛋熟后去壳再煮 20 分钟。吃蛋饮汤。

【功效主治】活血调经。适用于痛经及月经不调等。

豆腐羊肉

【组成】豆腐 2 块，羊肉 50g，生姜 25g，精盐少许。

【制法用法】煮熟加盐。饮汤、食肉及豆腐。

【功效主治】益气血，补脾胃。适用于月经不调、脾胃虚寒。

雄鸡鸡冠

【组成】雄鸡（未经阉割）鸡冠 2 个，食盐少许。

【制法用法】将鸡冠煮熟（不宜过烂），蘸盐吃。每月吃 3~5 次。

【功效主治】养血调经。适用于月经不调。

双耳汤

【组成】银耳 10g，黑木耳 10g，冰糖少许。

【制法用法】将银耳、黑木耳泡发洗净，放入锅中，加适量清水，煮至熟烂，放入冰糖调味即成。每日 1 剂。

【功效主治】益气和血，养胃生津，养肝明目。适用于月经不调症状。

乌鸡汤

【组成】乌鸡 1 只，当归、黄芪、茯苓各 9g，精盐、鸡精、料酒各适量。

【制法用法】乌鸡洗净，去肠杂，将三味中药放入鸡腹内，用线缝合，放入砂锅内，加入适量的水，煮熟后去药渣，加精盐、鸡精、料酒调味即可。食肉喝汤，分 2~3 次服完。月经前每天 1 剂，连服 3~5 天。

【功效主治】健脾养心，益气养血。适用于月经不调。

母鸡艾叶汤

【组成】老母鸡 1 只，艾叶 15g。

【制法用法】将老母鸡洗净，切块，同艾叶一起煮汤至熟烂即可。分 2~3 次食用，月经期连服 2~3 剂。

【功效主治】补气摄血，健脾宁心。适用于月经不调。

归地烧羊肉

【组成】羊肉 500g，当归、生地黄各 15g，干姜 10g，精盐、白糖、酱油、料酒各适量。

【制法用法】将羊肉洗净，切块，放砂锅中。当归、生地黄洗净，也放入砂锅，加适量精盐、白糖、酱油、料酒及清水，炖至肉烂即成。可经常服用。

【功效主治】温中补虚，益气摄血。适用于月经不调。

清炒墨鱼片

【组成】净墨鱼肉 250g，黄瓜 100g，水发木耳 20g，精盐、鸡精、胡椒粉、料酒、食醋、鸡油、鸡汤各适量。

【制法用法】墨鱼肉洗净切片，下沸水锅焯熟，捞出控水。木耳洗净切小片。黄瓜洗净，去蒂、瓤，切片，下沸水锅焯一下捞出控水，放在汤碗内。把墨鱼片放在黄瓜片上。将锅置火上，加入鸡汤、精盐、食醋、料酒、木耳，烧开后撇去浮沫，加入胡椒粉、鸡精，把汤汁浇到鱼片上，淋上鸡油即可。佐餐食用。

【功效主治】滋养肝肾、调经止带。适用于月经不调、白带过多等症。

鸡肉小白菜

【组成】嫩小白菜 500g，熟鸡脯肉 100g，牛奶 50g，葱、姜、精盐、鸡精、花生油、水淀粉、鸡汤各适量。

【制法用法】把小白菜去根洗净，切成 10cm 长的段。熟鸡脯肉切成片。葱、姜洗净后切成末。小白菜段入开水锅中焯透后捞出，码放在盘中，控干水分。炒锅置火上，放花生油烧热，爆香葱、姜，加入料酒、鸡汤和精盐，下入鸡脯肉和小白菜，用旺火炒熟，加入鸡精和牛奶，用水淀粉勾芡后装盘。佐餐食用。

【功效主治】温中益气、通肠健胃。适用于月经不调、便秘等症。

木耳蒸鸡块

【组成】鸡腿 1 只，木耳 30g，葱段、姜片、酱油、料酒、淀粉、胡椒粉、香油各适量。

【制法用法】鸡腿去骨，切成块。木耳洗净泡发，沥干切片。将鸡块、干木耳放入碗内，加姜丝、酱油、料酒、淀粉、香油调拌入味。将碗内鸡肉和调料一并移入蒸锅内。蒸熟后，随即加入葱段拌匀，淋上香油即成。佐餐食用。

【功效主治】补精填髓、滋养脾胃、舒筋活血。适用于月经不调症状。

米酒炖鲍鱼

【组成】鲍鱼150g，米酒、精盐、姜汁、香油、花生油各适量。

【制法用法】将活鲍鱼放入清水中几天，让其吐尽泥沙后，洗净。锅置火上，放入花生油烧热，下鲍鱼煸炒几下，加入米酒、姜汁、适量清水同煮至熟，用精盐、香油调味即成。佐餐食用。

【功效主治】滋阴养血，清热解毒。适用于月经不调、白带过多等症。

小贴士

月经不调饮食原则

1. 饮食温热，忌生冷

中医学认为，血得热则行，得寒则滞。饮食温热才有利于血液运行畅通。而生冷、寒性的食物不但有碍消化，还易损伤人体阳气，导致经血运行不畅，造成经血过少，甚至出现痛经、闭经等症。

2. 饮食清淡，忌辛辣

清淡饮食易消化，利于人体吸收。而饮食清淡少盐，可以避免因吃盐过多导致的体内盐分、水分贮存量增多，防止在月经来潮前夕，发生头痛、激动和易怒等症状。刺激性强的辛辣食物，会刺激血管扩张，引起经量过多或痛经，所以经期不宜食用。

3. 多吃高纤维食物

高纤维食物，如蔬菜、水果、糙米、燕麦等，具有润肠通便的作用，应适量食用。另外，高纤维食物可促进雌激素的分泌，增加血液中镁的含量，起到调整月经和保持情绪稳定的作用。

4. 摄取足够的优质蛋白质

优质蛋白质是指所含人体必需氨基酸种类齐全、数量多、人体利用率高的蛋白质，包括鱼类、瘦肉、蛋类、奶类中的蛋白质和大豆中的大豆蛋白。经期失血，造成血红蛋白的流失，适当多吃些富含优质蛋白质的食物，以补充经期所流失的营养素。

5. 避免饮浓茶

浓茶这类富含咖啡因的饮品，会刺激神经和心血管，增加焦虑和不安的情绪，并容易加重痛经、经期延长和经血过多。同时，浓茶中的鞣酸会使人体对铁元素的吸收出现障碍，加重缺铁性贫血。

6. 不要吃过多甜食

如果吃过多甜食，如饮料、蛋糕、红糖、糖果等，会导致糖分摄入过多，容易造成血糖不稳定，出现心跳加速、头晕、疲劳、情绪不稳定等不适，加重月经不调。

第二节　月经过多

月经过多是指月经周期正常或基本正常而经量明显增多者。本病与内分泌失调所致性激素过度分泌，子宫内膜反应性增生过厚，或子宫内膜中螺旋小动脉收缩功能不佳等有关。还有子宫的器质性病变，如子宫肌瘤、子宫腺肌症、子宫内膜炎、子宫内膜结核以及全身性疾病，如白血病、再生障碍性贫血、肝病等，亦可引起月经量增多。

中医学认为，本病多由素体虚弱，或饮食劳倦损伤中气，或过食辛辣温燥之品，或外感热邪，或五志化火，或手术损伤等，导致冲任不固，经血妄行。临床常见气虚证、血热证和血瘀证等。

月经过多的中医辨证分型

中医认为本病的主要病因病理是气虚统摄无权，血热经血妄行和血瘀阻滞，新血不得归经。以月经量多而周期、经期正常为辨证要点，结合经色和经质的变化以及全身的证候分辨虚实、寒热。月经过多的中医辨证分型有以下几种：

1. 气虚型

行经量多，色淡红，质清稀，神疲体倦，气短懒言，小腹空坠，面色㿠白，舌淡，苔薄，脉缓弱。

2. 血热型

实热者经行量多，色红黏稠有块，口干喜冷饮，心烦易怒，便秘尿赤。苔黄，舌红脉弦带数。阴虚内热者伴口干咽燥，头晕耳鸣，腰膝酸软。舌红，脉细数无力。

3. 血瘀型

经行量多，色紫黯，质稠有血块，经行腹痛，或平时小腹胀痛，舌紫黯或有瘀点，脉涩有力。

一、中药内服偏验方

参术胶方

【组成】党参 20g，白术、阿胶、墨旱莲、血余炭、棕榈炭、益母草、贯众炭各 10g，甘草 6g。

【制法用法】水煎服。每日 1 剂，每日服 2 次。

【功效主治】补血，止血，滋阴，益气生津。主治血热型月经过多。

当归麦冬桂枝方

【组成】贯众炭 15g，当归、麦冬、桂枝各 7.5g，白芍、吴茱萸、半夏、川芎、牡丹皮、淫羊藿、艾叶、生姜各 5g。

【制法用法】水煎服。经前 1 周起，每日 1 剂，分 2 次服。

【功效主治】调经止痛，温经止血。主治血寒夹瘀型月经过多。

藤草茅根方

【组成】鸡血藤、益母草、白茅根各 15g，炒栀子仁 7.5g，川楝子、生甘草各 6g，鹿角霜 5g，红花炭 4.5g。

【制法用法】水煎服。经前 1 周起，每日 1 剂，分 2 次服，7 剂为 1 个疗程。

【功效主治】活血舒筋，养血调经。主治血瘀型月经过多。

墨旱莲白茅根方

【组成】墨旱莲、白茅根各 30g，苦瓜根 15g，冰糖 25g。

【制法用法】将前 3 味洗净。每日 1 剂，水煎取汁，加入冰糖调服。

【功效主治】养阴清热，凉血止血。主治血热型月经过多。

青蒿牡丹皮饮

【组成】青蒿、牡丹皮各 6g，茶叶 3g，冰糖 15g。

【制法用法】将上药共置茶杯中，用开水冲沏。每日 1 剂，代茶饮用。

【功效主治】清热，活血散瘀。主治血热所致的月经先期量多。

芪参归术方

【组成】黄芪、党参、当归、白术各 15g，升麻、柴胡各 10g，陈皮、甘草各 5g。

【制法用法】水煎服。每日 1 剂，分 2 次服。

【功效主治】益气补血，调经止痛。主治气虚所致的月经过多。

高粱根方

【组成】陈高粱根（隔年的）2 个。

【制法用法】将陈高粱根洗净，煎水。每日 1 剂。

【功效主治】止血，通络。主治经血过多，且月经延期 10 天以上方净。

二草香附方

【组成】仙鹤草 20g，益母草、香附各 9g。

【制法用法】水煎服。每日 1 剂，分 2 次服用。

【功效主治】收敛止血，祛瘀，调经。主治月经过多并伴有腹痛。可调经止血。

仙鹤草荠菜方

【组成】仙鹤草 60g，荠菜 50g。

【制法用法】水煎服。每日 1 剂，分 2 次服。

【功效主治】收敛止血。主治月经过多、崩漏。可清热，止血。

二、食疗偏方

牡蛎炖猪肉

【组成】鲜牡蛎 250g，瘦猪肉 100g，淀粉、精盐各适量。

【制法用法】先将牡蛎、猪肉洗净切片，拌上淀粉，放入开水锅中煮沸，再改用文火慢炖，至肉熟烂时加精盐调味即成。每日 1 剂，分 2 次服。

【功效主治】滋阴健脾，益气补血。适用于月经过多等。

白鸡冠花汤

【组成】白鸡冠花 20g，鸡蛋 2 只，食盐少许。

【制法用法】将鸡冠花、鸡蛋洗净，加水同炖，蛋熟后去壳再煮 20 分钟，加盐调味，吃蛋喝汤。每日 1 剂，连服 5~7 剂。

【功效主治】养阴清热，凉血止血。适用于血热型月经过多等。

芹菜卷柏鸡蛋汤

【组成】鲜芹菜、鲜卷柏各 30g，鸡蛋 2 枚，盐少许。

【制法用法】将芹菜、卷柏、鸡蛋洗净，加水同炖，蛋熟后去壳再入锅煮 20 分钟，拣出芹菜、卷柏，加入食盐，吃蛋饮汤。每日 1 剂，连服 2~3 剂。

【功效主治】调经止血。适用于月经过多，功能失调性子宫出血等。

艾叶炖母鸡

【组成】艾叶 25g，老母鸡 1 只，白酒 125ml。

【制法用法】先将鸡开膛去肠及杂物，切块，锅内加水 1 大碗，鸡、艾叶和酒共炖，烧开后改用文火煨熟。食肉饮汤，每日服 2 次。

【功效主治】补中益气，温经散寒，镇痛止血。适用于月经来时点滴不断。

黄酒红糖烧猪皮

【组成】猪皮 1000g，红糖 250g，黄酒 250ml。

【制法用法】将猪皮去毛，洗净，切成小块，加水炖至肉皮烂透，待汤汁稠黏时，加入黄酒、红糖，调匀即可离火，倒入盆中，候凉，冷藏备用。随意食用。

【功效主治】滋阴，养血。适用于血虚型月经过多。

粳米木耳红糖粥

【组成】粳米 100g，黑木耳 30g，红糖 20g，大枣 20 枚。

【制法用法】将黑木耳泡发，去杂洗净，撕成小片，与洗净的大枣、粳米一同加水煮粥，熟后调入红糖即成。每日 1 剂。

【功效主治】补中益气，凉血养血。适用于气虚所致的月经过多。

莲子冰糖茶

【组成】莲子 30g，冰糖 20g，茶叶 5g。

【制法用法】先将茶叶用开水冲泡后取汁备用。莲子用温水浸软，与冰糖共捣烂，倒入茶汁调匀，即可食用。每日 1 剂。

【功效主治】健脾益肾。适用于月经过多、崩漏不止、带下等。

黄酒煮鲤鱼

【组成】鲤鱼 500g，黄酒 250ml。

【制法用法】将鲤鱼开膛去杂物，洗净，用刀将鱼肉切片，放入锅内，加入黄酒煮吃。鱼骨焙干研成细末，早晨用黄酒冲服。

【功效主治】温中理气。适用于经血过多，且 10 天以上不净。

鲜藕粥

【组成】鲜藕 50g，大米 100g，红糖 5g。

【制法用法】鲜藕洗净，切成薄片，大米淘净。把大米、藕片、红糖放入锅中，加入适量清水，用武火烧沸后，转用中火煮至米烂成粥。每日 2 次，早晚食用。

【功效主治】健脾开胃，养心和血。适用于月经过多。

海参猪蹄煲

【组成】水发海参 250g，猪前蹄 2 个，精盐、鸡精、料酒各适量。

【制法用法】将海参和猪蹄洗净，海参切条，猪蹄去毛、蹄甲，切大块。两者一起放入锅内，加清水武火煮沸后，改用文火慢炖 3~3.5 小时，加精盐、鸡精、料酒调味即可。每日 1 剂。

【功效主治】补益气血。适用于血虚型月经过多。

荠菜红烧肉

【组成】猪五花肉 200g，荠菜 200g，姜末、葱花、精盐、白糖、酱油、料酒、植物油各适量。

【制法用法】五花肉洗净，切成方丁，放入沸水中烫一下，捞出用清水洗净。荠菜去根及老叶，洗净备用。锅置旺火上，放入植物油，用姜末、葱花爆香，下入肉丁爆炒，加料酒、精盐、酱油，煸炒使肉入味。注入清水，放入白糖，用中火煮烧成红烧肉，放入荠菜再炖约 50 分钟即成。每日 1 剂。

【功效主治】和脾，利水，止血。适用于月经量多。

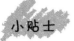

月经过多注意事项

1. 适劳逸

要积极从事劳动（体力和脑力劳动），但不宜过度劳累和剧烈运动，过则易伤脾气，可导致统摄失职或生化不足而引起月经过多。

2. 节育和节欲

要重视节制生育和节欲防病，避免生育（含人流）过多过频及经期、产后交合，否则损伤冲任、精血、肾气，导致月经过多。上述各项在平时应多加注意，在经期、产后更要重视，既可减少或防止本病的发生。

3. 适寒温

要根据气候环境变化，适当增减衣被，不要过冷过凉，以免招致外邪，损伤血气，引起月经过多。

4. 调情志

要保持心情舒畅，避免忧思郁怒，损伤肝脾，或七情过极，五志化火，扰及冲任而为月经多。

第三节　月经过少

月经过少是指月经量明显减少或经期缩短不足 3 天，甚至点滴即净。此病可以由幼稚子宫、子宫发育不良、垂体－卵巢功能减退、雌激素分泌不足、子宫内膜增殖不充分或内膜过薄等所致。还与宫腔手术时对子宫内膜搔刮过度，致内膜损伤有关，或宫腔部分粘连均可导致月经过少。

月经量少的中医辨证分型

本病临床分血虚、肾虚、血瘀和痰湿四型。

1. 血虚

月经量少或点滴即净，色淡，头晕眼花，心悸无力，面色萎黄、下腹空坠。舌质淡，脉细。

2. 肾虚

经少色淡，腰酸膝软，足跟痛，头晕耳鸣，尿频。舌淡，脉沉细无力。

3. 血瘀

经少色紫，有小血块，小腹胀痛拒按，血块排出后痛减。舌紫暗，脉涩。

4. 痰湿

月经量少，色淡红，质黏腻如痰，形体肥胖，胸闷呕恶，带多黏腻。舌胖，苔白腻，脉滑。

一、中药内服偏验方

归芍药杞方

【组成】当归、白芍、山药、枸杞子、炙甘草、牡丹皮、生地黄、知母、麦冬各 12g，西洋参、五味子各 3g。

【制法用法】水煎服。每日 1 剂，每日服 2 次。

【功效主治】健脾养血，活血调经。主治气血虚弱，虚中有滞的月经过少。

阿胶蛤蚧方

【组成】阿胶 10g，蛤蚧 6g。

【制法用法】炒研细末，用温开水送服。每日 2 剂。

【功效主治】补血，止血。主治血虚所致的月经过少。

黑豆苏木方

【组成】黑豆 100g，苏木 10g，红糖适量。

【制法用法】将黑豆、苏木洗净，加水炖至熟透，去苏木，加入红糖即成。每日 1 剂，分 2 次服。

【功效主治】补肾，行血，消肿，止痛。主治肾虚所致的月经后期，经血量少。

白茯苓陈皮方

【组成】白茯苓 15g，陈皮、当归身、川芎、枳壳、童便炒香附、半夏各 10g，甘草、滑石各 6g。

【制法用法】水煎服。每日 1 剂，分 2 次服。

【功效主治】理气健脾，调中化痰，补血活血，调经止痛。主治月经过少。

益母草方

【组成】益母草 60g，红糖 50g。

【制法用法】先将益母草水煎取汁，加入红糖令溶，1次服下。每日1剂，服后用热水袋暖腹。

【功效主治】活血，祛瘀，调经，暖宫。主治血瘀所致的月经过少。

参芎芍归黄方

【组成】人参、川芎、白芍、当归、生地黄各12g，炙甘草、童便炒香附各6g。

【制法用法】水煎服。每日1剂，分2次服。

【功效主治】补气，活血，祛瘀，调经。主治月经过少。

归草芎方

【组成】当归60g，益母草45g，川芎10g。

【制法用法】水煎服。每日1剂，分2次服。

【功效主治】活血补血，调经止痛。主治血瘀所致的月经过少。

黄草方

【组成】熟地黄、益母草各20g，泽兰、当归、香附各10g，菟丝子、枸杞子各15g，牛膝6g。

【制法用法】水煎服。自月经来潮前1周开始，每日1剂，经期停用。

【功效主治】活血，祛瘀，调经，补血。主治月经过少。

熟地黄方

【组成】熟地黄25g，山药、山茱萸、茯苓、菟丝子、枸杞子、杜仲、白芍各 12g，当归 10g，柴胡 8g，白术 15g，炙甘草 6g。

【制法用法】本方亦可随症加减。将上药水煎分 3 次内服。自月经前 10 日开始，每日 1 剂，10 日为 1 个疗程。

【功效主治】补肝肾，活血调经。主治月经过少。

柏子仁泽兰方

【组成】柏子仁、泽兰、白芍、生地黄各 20g，当归、牛膝、续断、黄柏各 15g，甘草 10g。

【制法用法】水煎服。自月经周期第 2 日开始，用至月经前 1 日；每日 1 剂，27 日为 1 个疗程。

【功效主治】养心安神，活血化瘀。主治月经过少。

白芍茯苓鸡血藤方

【组成】柴胡、白芍、茯苓、鸡血藤各 15g，当归、熟地黄、山茱萸、泽泻各 10g，怀山药、益母草各 30g，牡丹皮 12g。随症加减。

【制法用法】水煎服。每个月经周期用 20 日；3 个月经周期为 1 个疗程，每日 1 剂。

【功效主治】活血舒筋，养血调经。主治月经过少。

柴胡白芍香附方

【组成】柴胡、白芍、香附各 10g，白术、郁金、川牛膝、益母草各 15g，当归、丹参各 20g，川芎 10g，甘草 6g。

【制法用法】水煎服。于行经前 7 日开始，每日 1 剂，用 10 日，3 个月经周期为 1 个疗程。

【功效主治】和解表里，调经止痛。主治月经过少。

二、食疗偏方

芹菜炒藕片

【组成】鲜芹菜、鲜藕片各 120g，精盐、植物油各适量。

【制法用法】芹菜、藕片洗净，芹菜切成段。锅置旺火上，注油烧熟，放入芹菜、藕片翻炒，调入精盐、鸡精即成。可连续服 3~5 日。

【功效主治】清热，凉血，调经。适用于月经过少。

红烧茄子

【组成】茄子 500g，葱末、姜末、蒜头、精盐、鸡精、酱油、白糖、香油、食用油各适量。

【制法用法】把茄子洗净，去蒂，用手撕成块状，泡入盐水中。蒜头拍开，切成粒状。锅内注油烧热，下入蒜粒、葱末、姜末爆香，倒入茄子翻炒至软熟，调入酱油、白糖、精盐，再翻炒至茄子熟透，加入鸡精、香油，用武火翻炒至汤汁浓稠，即可。佐餐食用。

【功效主治】清热活血、消肿止痛。适用于月经过少。

红糖姜饮

【组成】生姜 20g，大枣 10 枚，红糖 50g。

【制法用法】将大枣、红糖加水煎沸 20 分钟后，放入生姜，再煎 5 分钟。代茶饮用。

【功效主治】温经，养血，活血。适用于月经过少。

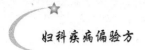

地黄煮酒

【组成】生地黄 6g，益母草 10g，黄酒 200ml。

【制法用法】将黄酒倒入瓷瓶（或杯）中，加生地黄、益母草，隔水蒸约 20 分钟即成。每次服 50ml，每日服 2 次。

【功效主治】活血止血。适用于月经过少。

第四节　痛经

中医认为痛经发生的原因主要有两种，一是虚证，即"不荣则痛"，是由于气血虚弱或肝肾亏损造成的，这类人平时应注意调补，补气养血或滋补肝肾。二是实证，即"不通则痛"，是由于气血运行不畅造成的，这类人宜祛瘀止痛。

痛经的中医辨证分型

1. 气滞血瘀

经前或行经期间出现小腹胀痛、乳头触痛、心烦易怒，经量少或行经不畅等。

2. 气血虚弱

经期小腹绵绵作痛，月经量少，色淡质薄，神疲乏力，面色蜡黄，食欲不佳，大便溏泻等。

3. 阳虚内寒

经期或经后小腹冷痛，月经色淡量少，伴有腰酸腿软，手足不温，小便清长等。

4. 肝肾虚损

月经干净后1~2日出现腰酸腿软，小腹隐痛不适，或有潮热，头晕耳鸣等。

一、中药内服偏验方

当归方

【组成】当归30g，白芍、川芎、延胡索各20g，甘草9g。

【制法用法】水煎。每日1剂，分2次服，经前5天至经净日。

【功效主治】补血，活血，调经止痛。主治痛经。

人参白术方

【组成】人参、白术、当归、茯苓、川芎、白芍、生地黄各10g，炙甘草、木香、青皮、醋炒香附各6g，生姜3片，大枣3枚。

【制法用法】水煎。每日1剂，每日服2次。经前5天起连服6剂。1个周期为1个疗程。

【功效主治】补血，活血，调经止痛，大补元气。主治痛经。寒重者加附子。

延胡索方

【组成】延胡索、醋炒白芍、五灵脂各30g，川芎、当归、甘草各20g。

【制法用法】水煎。经前3天开始，每日1剂，分2次服。

【功效主治】活血散瘀，理气止痛。主治原发性痛经。

党参黄芪方

【组成】党参、黄芪、熟地黄各 30g，何首乌 15g，当归、白芍各 12g，茯苓、白术、延胡索、郁金各 10g。

【制法用法】水煎服。每日 1 剂，分 2 次服用。

【功效主治】益气补肾，养血止痛。主治痛经。

益母草白芍方

【组成】益母草、炒白芍各 30g，当归、川楝子、醋延胡索、小茴香各 10g，川芎、乌药、甘草各 6g。

【制法用法】水煎。经前 5 天，每日 1 剂，分 2 次服。1 个月经周期为 1 个疗程。

【功效主治】活血，止痛，祛瘀，调经。主治痛经。

当归赤芍方

【组成】当归、赤芍各 12g，延胡索、生蒲黄，五灵脂、川芎、干姜、小茴香各 10g，肉桂、吴茱萸各 6g。

【制法用法】水煎。每日 1 剂，每日服 2 次。

【功效主治】补血，活血，调经止痛。主治痛经。

黄精首乌方

【组成】黄精、制何首乌各 15g，鸡血藤、枸杞子、制香附各 12g，小茴香 6g。

【制法用法】水煎。每日 1 剂，分 2 次服。

【功效主治】补脾益气，滋肾填精。主治肝肾不足型痛经。

紫石英方

【组成】紫石英 30g，肉桂、生蒲黄、鸡血藤各 15g，紫苏、陈皮、苍术、白术各 12g，柴胡、制香附各 10g。

【制法用法】加水煎沸 15 分钟，过滤取液，渣再加水煎 20 分钟，滤过去渣，两次滤液兑匀。每日 1 剂，每天早晚分 2 次服。

【功效主治】镇痛，安神，暖子宫。主治痛经。

香附当归汤

【组成】香附 15g，当归 12g，川芎、赤芍、桃仁、红花、生蒲黄、五灵脂、枳壳、青皮、柴胡各 10g。

【制法用法】水煎。每日 1 剂，每日服 2 次。

【功效主治】理气解郁，调经止痛。主治痛经。

薏苡仁汤

【组成】薏苡仁 24g，生地黄、败酱草、当归各 15g，白芍、川芎、红藤各 12g，牡丹皮 10g，桃仁、红花各 9g，黄连 5g。

【制法用法】水煎。每日 1 剂，每日服 2 次。

【功效主治】清热，补血，活血，调经止痛。主治湿热下注型痛经。

山药茯苓汤

【组成】山药、茯苓、薏苡仁、炒杜仲、鸡血藤、枸杞子各 15g，墨旱莲 12g，桑寄生、淫羊藿、女贞子、菟丝子、补骨脂各 10g。

【制法用法】水煎。每日 1 剂，每日服 2 次。经前 6 天起，连服 6 剂为 1 个疗程。

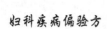

【功效主治】活血舒筋，养血调经。主治痛经。

茴香当归方

【组成】枳壳 25g，小茴香、当归各 20g，小茴香末 10g。

【制法用法】将小茴香炒焦研细，同当归、枳壳水煎，去渣。每日 1 剂，分 2 次服，服时另冲入小茴香末。每次月经来潮前连服 4~5 剂。

【功效主治】行气，补血，活血，调经止痛。主治痛经。

苏木方

【组成】荔枝核 200g，苏木 100g，小茴香 10g，白酒 1 瓶。

【制法用法】将荔枝核砸碎，连同核壳与小茴香、苏木泡入酒中，20 天后可用。每日饮 1 次。

【功效主治】行气活血散瘀，祛寒止痛。主治经期腰痛、下腹胀痛。

当归吴茱萸方

【组成】当归、吴茱萸、乳香、没药、肉桂、细辛各 50g（研末），樟脑 3g。

【制法用法】先将当归、吴茱萸、肉桂、细辛水煎 2 次，煎液浓缩成糊状，混入溶于适量 95% 乙醇的乳香、没药液，烘干后研细末加樟脑备用。经前 3 天取药粉 5g（1 包），用黄酒数滴，拌成浆糊状，外敷脐中，用护伤膏固定，药干则调换 1 次，经行 3 天后取下，每月 1 次。

【功效主治】补血，活血，调经止痛。主治痛经。

川乌草乌香附方

【组成】川乌、草乌、香附各 15g。

【制法用法】共研为极细末。以小块纱布或药棉包好药末塞入患者两侧鼻腔 10~20 分钟，持续 10 分钟后取出。

【功效主治】祛风除湿，温经散寒，消肿止痛。主治痛经。

延胡索肉桂方

【组成】延胡索、肉桂各 12g，当归、川芎、制香附、赤芍、桃仁、生蒲黄各 9g，琥珀 1.5g。

【制法用法】上药研细末，经前 2 天，每取 3g，加白酒调和，涂敷脐部，胶布固定。每日换 1 次，连敷 3 天。

【功效主治】活血，散瘀，理气，止痛。主治痛经。

二、食疗偏方

鸭肉汤

【组成】嫩鸭肉 500g，山楂 10g，金针菜 9g，郁金 8g，调料各适量。

【制法用法】将鸭肉洗净切块，用精盐、料酒、胡椒粉拌匀，腌渍 2 小时，郁金浸软洗净，将鸭肉、郁金、山楂、金针菜、精盐和水适量放入砂锅内，炖至鸭肉熟烂，加入味精，吃肉喝汤。每日 1 剂，分 2~3 次服。

【功效主治】清热利湿，化瘀止痛。适用于痛经。

蔷薇酒

【组成】蔷薇根 50g，七叶莲 9g，鸡蛋 2 枚，米酒少许。

【制法用法】先将蔷薇根、七叶莲洗净，放入锅内，加水 600ml，煎至 300ml，去渣，放入洗净的鸡蛋，煮至鸡蛋熟后去壳再入锅煮 10 分钟，加入米酒服食。每日 1 剂，连服 3~5 剂，行经前 1 天开始服用。

【功效主治】行气，活血，止痛。适用于痛经。

生姜艾叶鸡蛋汤

【组成】生姜 15g，艾叶 10g，鸡蛋 2 枚。

【制法用法】将上 3 味共洗净，加水同煮，鸡蛋熟后去壳再放入锅中煮 20 分钟，去艾叶、生姜。吃蛋饮汤。每日 1 剂。

【功效主治】滋阴养血，温经止痛。适用于痛经。

山楂酒

【组成】干山楂片 200g，米酒 500ml。

【制法用法】将山楂片洗净，去核，浸入米酒中，密闭瓶口，每日摇荡 1 次，1 周后即可饮服。每服 20~30ml，每日 2~3 次，连服 3~5 日。最后所剩山楂片可拌白糖食用。

【功效主治】活血通经，行气止痛。适用于痛经等。

粳米金针菜粥

【组成】粳米 60g，金针菜 50g，牡丹皮 15g。

【制法用法】先将金针菜、牡丹皮水煎去渣，再入粳米煮粥食用。每日 1 剂。

【功效主治】清热凉血，调经止痛。适用于痛经。

生姜汤

【组成】白糖 30g，生姜 25g，黄酒 250ml，青皮鸭蛋 3 枚。

【制法用法】将生姜洗净切片，放入锅内，加黄酒煮沸，打入鸭蛋搅匀，再煮数沸，加入白糖即成。每日 1 剂，分 2 次服。

【功效主治】温中散寒，调经止痛。适用于经期胃痛、小腹疼痛、腰酸。

黑豆酒

【组成】黑豆 60g，米酒 120ml，鸡蛋 2 枚。

【制法用法】先将黑豆用沸水浸软，鸡蛋洗净，一同入锅煎煮，鸡蛋熟后去壳再入锅煮 15 分钟，冲入米酒即成。每日 1 剂，分 2 次服。

【功效主治】补益肝肾，养血活血，调经止痛。适用于痛经。

当归黄芪乌骨鸡汤

【组成】当归 150g，黄芪 100g，乌骨鸡（1000g）1 只。

【制法用法】将乌鸡宰杀，去毛及内脏，洗净；当归、黄芪洗净，用纱布包好，纳入鸡腹中，加水炖 1 小时，吃鸡喝汤。隔日 1 剂。

【功效主治】益气补血，调经止痛。适用于痛经。

益母草延胡索鸡蛋汤

【组成】益母草 30g，延胡索 15g，鸡蛋 2 枚。

【制法用法】将上 3 味共洗净，加水同煮，鸡蛋熟后去壳再煮 10 分钟，吃蛋喝汤。每日 1 剂，行经前 7 天开始服起，服至月经来潮。

【功效主治】活血调经，行气止痛。主治痛经。

粳米佛手紫苏粥

【组成】粳米 60g，佛手、紫苏梗各 15g，白糖适量。

【制法用法】先将佛手、紫苏梗水煎取汁，兑入粳米粥内，再煮 2~3 沸，加入白糖即成。每日 1 剂。

【功效主治】活血调经。适用于痛经。

姜汁薏苡仁粥

【组成】薏米 30g，干姜 10g，艾叶 10g。

【制法用法】将干姜、艾叶加水，煎取汁液。薏苡仁煮粥至八成熟，加入姜、艾叶汁同煮至熟。每日 1 剂。

【功效主治】温经化瘀，散寒除湿。适用于痛经。

红白粥

【组成】白菜 300g，大米 50g，山楂 100g。

【制法用法】白菜洗净，切碎。山楂洗净，与白菜同入锅内，加水煮 30 分钟，捞出菜渣及山楂不用，取汁。将淘洗干净的大米与汁液同入汤锅，煮至粥成即可。每日 1 剂。

【功效主治】益精强体、散瘀生津、缓急止痛。适用于痛经的辅助治疗。

羊肉粥

【组成】鲜羊肉 250g，大米 100g，葱、姜、精盐各适量。

【制法用法】羊肉洗净、切片，与大米、姜、葱、精盐同入锅，加水适量，以常法熬粥，至羊肉熟烂为度。每日1剂。

【功效主治】补气，养血，止痛。适用于痛经。

乌鸡汤

【组成】雄乌骨鸡1只，陈皮3g，良姜3g，草果2只，胡椒、豆豉、葱、豆瓣酱各适量。

【制法用法】陈皮、良姜、胡椒、苹果洗净，放入布袋封口。将乌鸡去毛及内脏，洗净后切成小块，与药袋同入砂锅炖熟，加入葱、豆豉、豆瓣酱，熬成汤即可。每日1剂。

【功效主治】温中健脾，补益气血。适用于痛经者。

蜜汁仙桃

【组成】蜜桃750g，白山药250g，白糖200g，蜂蜜50ml。

【制法用法】蜜桃洗净，去皮去核，分成4瓣，切成厚片待用。白山药蒸熟去皮，用刀剁成泥状，加入50g白糖拌匀。将蜜桃片撒上50g白糖，放入蒸笼蒸透，取出控干水分，放入盘中摆成桃形。把山药泥薄薄地涂抹在蜜桃片上，呈半立体桃形，再放入蒸笼蒸8分钟后取出。把剩余100g白糖倒入炒锅炒黄，加入清水和桃汁，用文火把汁熬浓，再加入蜂蜜调匀成糖汁，然后均匀浇在蒸好的桃上即可。每日1剂。

【功效主治】补益气血、润肠消积、活血养颜。适用于痛经、闭经等症。

玫瑰花茶

【组成】玫瑰花15g。

【制法用法】沸水冲泡。每日 1 剂。代茶饮用。

【功效主治】活血散瘀，理气解郁，适用于经期腹痛、胀痛。

姜枣茶

【组成】生姜 3 片，大枣 5 枚。

【制法用法】大枣去核、捣碎，与生姜一起用沸水冲泡。每日 1 剂。代茶饮用。

【功效主治】散寒止痛。适用于痛经下腹冷痛者。

山楂红花酒

【组成】山楂 30g，红花 15g，白酒 250ml。

【制法用法】将山楂、红花放入白酒中浸泡 1 周。每次饮用 30ml，每日 2 次。

【功效主治】活血化瘀。适用于经量稀少、紫黑有块、痛经等症。

清蒸鹌鹑

【组成】鹌鹑 4 只，葱段、姜片、精盐、鸡精、料酒、胡椒粉、鸡汤各适量。

【制法用法】鹌鹑宰杀后，去毛、内脏和脚爪，放入开水中稍烫，以去血污和腥味。将鹌鹑捞出，放入大汤碗中，加鸡汤、精盐、鸡精、料酒、葱段、姜片，上笼用旺火蒸约 1 小时，取出去掉葱段、姜片，撒上胡椒粉即成。每日 1 剂。

【功效主治】补脏益中、温肾助阳。适用于痛经。

桂姜鲢鱼

【组成】鲢鱼（约 500g）1 条，桃仁 10g，肉桂 5g，干姜 8g，胡椒 10 粒，清汤 1000ml，精盐、鸡精、香菜各适量。

【制法用法】鲢鱼洗净，切成丁。锅置于火上，加入鲢鱼丁、干姜、胡椒、肉桂、桃仁以及清汤，用中火煎煮至 20 分钟后加入适量精盐、鸡精，撒上香菜即可。佐餐食用。

【功效主治】温经散寒，活血。适用于痛经。

枸杞炖兔肉

【组成】兔肉 250g，枸杞子 20g，精盐、鸡精、料酒各适量。

【制法用法】枸杞子洗净，兔肉切块，同放于砂锅中，加水适量，武火烧沸后改文火炖熟，加调料调味。佐餐食用。

【功效主治】滋养肝肾，补益气血。适用于痛经。

锅摊韭菜

【组成】韭菜 250g，鸡蛋 5 个，姜丝、精盐、鸡精、酱油、香油、面粉、淀粉、料酒，醋、食用油各适量。

【制法用法】韭菜择洗干净，切成 3cm 长的小段。鸡蛋打入碗中，加面粉、淀粉搅拌成糊，加入韭菜、精盐、鸡精拌匀。锅置中火上，注油烧至五成热，把碗中的韭菜糊倒入一半，改用文火，用锅铲将韭菜糊推匀成块状，煎至两面微黄时即可铲出，用此法煎好另一半韭菜糊，将韭菜饼切成小块（约 20 块）。净锅后注油烧热，用姜丝炝锅，加入料酒、酱油、鸡精、少许清水，烧开后放入煎好的韭菜饼，用中火收汁，加入适量的醋，淋上香油即可。佐餐食用。

【功效主治】温经补气，通脉散瘀。适用于痛经。

鲜藕炖桃仁

【组成】去节鲜藕 250g，桃仁 10g，精盐、麻油各适量。

【制法用法】鲜藕切块，加水 500ml，武火烧开。加入去皮桃仁，文火炖至酥烂，下精盐，淋麻油。趁热食藕喝汤。

【功效主治】活血止痛。适用于痛经等症。

小贴士

痛经饮食原则

1. 食物以清淡为主

痛经患者在月经来潮前 3~5 天内和月经期间饮食均宜以清淡易消化的食物为主。

2. 适当吃些酸性食物

酸性食物如酸菜、食醋等，有缓解疼痛的作用。

3. 宜多食蜂蜜、香蕉、芹菜

经期多吃此类食物，可保持大便畅通，防止因为便秘而诱发痛经或增加疼痛感。痛经患者也可适量饮酒来疏通经络，扩张血管。

4. 忌食生冷类食物

寒性食物如生拌凉菜、螃蟹、田螺、蚌肉、梨、柿子、西瓜、黄瓜、荸荠、柚子、橙子等，在月经期应尽量少吃或不吃，否则容易造成痛经、月经不调等。

5.忌食辛辣刺激性食物

如辣椒、花椒、丁香、胡椒等，在月经期的女性不宜食用，否则容易加重盆腔充血、炎症，或造成子宫肌肉过度收缩，而使痛经加重、经血过多。

第五节　闭经

月经停止 6 个月者即可诊断闭经，根据病史可进一步诊断原发性闭经或继发性闭经。闭经原因较复杂，常用诊断方法有：①询问病史：如经、带、胎、产史，服药史，精神因素，各种疾病等；②体格检查：全身和盆腔检查；③辅助检查：孕酮试验、雌激素试验、卵巢功能和垂体功能检查等。

闭经应与早孕鉴别　尿妊娠试验、妇科检查和 B 超可协助诊断。

闭经的中医辨证分型

1.肝肾不足

闭经或由经少渐至闭经，体质虚弱，腰酸腿软，头晕耳鸣。舌红，脉细弱。

2.气血虚弱

闭经，头晕目花，神疲气短，面色萎黄，形体瘦弱。舌淡，脉细弱。

3.阴虚血燥

闭经，五心烦热，两颧潮红，低热盗汗，或咳嗽吐血。舌红少苔，脉细数。

4.气滞血瘀

闭经，抑郁烦怒，胸胁胀满，少腹胀痛或拒按。舌紫，脉弦。

5.痰湿阻滞

闭经，肥胖多痰，胸胁满闷，倦怠浮肿，带多黏腻。苔白腻，脉滑。

一、中药内服偏验方

熟地黄当归方

【组成】熟地黄 15g，当归、白芍各 12g，川芎 10g。

【制法用法】水煎服。每日 1 剂，每日服 2 次。

【功效主治】补血活血，益精填髓。主治闭经。

当归益母草方

【组成】当归、益母草各 15g，泽兰、牛膝、白芍各 9g，红花、川芎各 6g，炙甘草 4g。

【制法用法】水煎服。每日 1 剂，分 2 次服，14 剂为 1 个疗程。

【功效主治】补血，活血，通经止痛。主治闭经。

全瓜蒌刘寄奴方

【组成】全瓜蒌 15g，刘寄奴、石斛、生地黄、瞿麦、牛膝、益母草各 12g，玄参、麦冬、车前子各 9g，鸡内金、黄连各 6g。

【制法用法】水煎服。每日 1 剂，

【功效主治】散瘀通经，止血消肿，清热散结。主治闭经。

枸杞子女贞子红花方

【组成】枸杞子 30g，女贞子 24g，红花 10g。

【制法用法】水煎服。每日 1 剂，每日服 2 次。

【功效主治】补益肝肾，活血行瘀。主治肝肾不足型闭经。

紫石英刘寄奴方

【组成】紫石英 15g、刘寄奴 12g、石楠叶、枸杞子、肉苁蓉、续断、淫羊藿、巴戟天、菟丝子、黄芪各 9g，鸡内金 6g，肉桂 3g。

【制法用法】水煎服。每日 1 剂，分 2 次服。

【功效主治】温肺补肾，通经活血。主治闭经。

生地黄汤

【组成】生地黄 15g，当归、川牛膝、赤芍各 12g，红花、桃仁、枳壳、桔梗、川芎、柴胡、香附各 10g，甘草 6g。

【制法用法】水煎服。每日 1 剂，分 2 次服。

【功效主治】补血活血，破气，消积。主治闭经。

淫羊藿石楠叶汤

【组成】淫羊藿、石楠叶各 15g，熟地黄、鹿角霜各 6g，麻黄、桑白皮、桑叶、香附、牛膝各 4.5g。

【制法用法】水煎服。经净后，每日 1 剂，分 2 次服，服 5 剂，间隔 2 天，3 个月为 1 个疗程。

【功效主治】补肾壮阳，通络。主治青春期闭经。

石决明汤

【组成】石决明(先煎)15g，刘寄奴 6g，当归、白芍、茯苓、郁金、鹿角霜各 5g，制香附、王不留行各 4.5g，鸡内金、柴胡各 3g。

【制法用法】水煎服。每日 1 剂，分 2 次服。

【功效主治】活血通经。主治闭经。

紫丹参当归汤

【组成】紫丹参 15g，当归 12g，牡丹皮、半夏、炙香附、川楝子各 10g，炙延胡索、桃仁、枳实、姜厚朴、赤芍、白芍、焦三仙各 6g。

【制法用法】水煎服。每日 1 剂，每日服 3 次。

【功效主治】祛瘀止痛，活血通经。主治闭经。

熟地黄黄精汤

【组成】熟地黄、黄精、菟丝子、覆盆子、仙茅、淫羊藿、紫石英、续断各 12g，当归、党参、白术、白芍、香附、何首乌、枸杞子、川楝子各 9g。

【制法用法】水煎服。每日 1 剂，每日服 2 次。

【功效主治】补肝益肾，补血活血。主治服避孕药后引起的闭经。

当归黄芪香附汤

【组成】益母草 25g，当归 15g，黄芪 12g，香附 9g。

【制法用法】水煎服。每日 1 剂，分 2 次服。

【功效主治】活血，祛瘀，调经。主治继发性闭经。

枸杞子菟丝子酸枣仁汤

【组成】枸杞子、菟丝子、酸枣仁各 15g，杜仲、何首乌各 12g，当归、柏子仁、紫河车、牛膝、桃仁、红花各 9g，肉桂 6g。

【制法用法】水煎服。每日 1 剂，分 2 次服。1 个月为 1 个疗程。

【功效主治】活血补肾。主治人流后闭经。

淫羊藿益智仁汤

【组成】淫羊藿、益智仁、牛膝、泽兰、当归、大枣各 12g，桂枝 10g，木通 9g，炙甘草、肉桂、细辛各 6g。

【制法用法】水煎服。每日 1 剂，分 2 次服。

【功效主治】祛风除湿，活血通经。主治寒湿凝滞型闭经。

蚕沙汤

【组成】蚕沙 50g，米酒 1000ml。

【制法用法】将蚕沙放入米酒中浸泡 30 分钟，然后加热煮沸 3~5 分钟，用洁净纱布过滤去渣取汁。每服 15~25ml，每日 1 次。

【功效主治】祛风除湿，活血通经。主治气滞血瘀型闭经。

熟地黄淫羊藿牛膝汤

【组成】熟地黄、淫羊藿、牛膝各 12g，当归、白芍、覆盆子、菟丝子、五味子、车前子、仙茅各 9g，川芎 3g。

【制法用法】水煎服。每日 1 剂，每日服 2 次。

【功效主治】补血，活血，补肾，调经止痛。主治闭经。

丹参炒白芍汤

【组成】丹参、炒白芍各 20g，青皮、陈皮、郁金、香附、泽兰叶、炒白术、当归各 15g，生甘草 10g。

【制法用法】水煎服。每日 1 剂，每日服 2 次。20 天为 1 个疗程。

【功效主治】疏肝理气，祛瘀止痛，活血通经，清心除烦。主治青春期肝郁型闭经。

二、食疗偏方

桂圆粥

【组成】干桂圆肉 10g，薏苡仁 30g，红糖适量。

【制法用法】将干桂圆与薏苡仁同煮成粥，加红糖即可食用。每日 1~2 次，温热服用。

【功效主治】健脾安神，补血生血，调经。适用于闭经的辅助治疗。

桃仁红花粥

【组成】桃仁 10~15g，红花 6~10g，大米 50~100g，红糖适量。

【制法用法】将桃仁捣烂如泥，与红花一并煎煮，去渣取汁，同大米一起煮为稀粥，加红糖调味即成。每日 1~2 次，温热服用。

【功效主治】活血通经，祛瘀止痛。适用于闭经。

鸽肉葱姜粥

【组成】鸽肉 150g，猪肉末儿 50g，大米 100g，葱、姜、精盐、鸡精、胡椒粉、料酒、香油各适量。

【制法用法】将鸽肉去净骨刺，切块，放入碗内，加猪肉末儿、葱、姜、料酒及精盐，拌匀备用。大米淘洗干净，下入锅中，加入约 1000ml 清水，烧开后放进混合的肉末儿，同煮成粥，调入香油、鸡精及胡椒粉即可。每日 1 次，温热服用。

【功效主治】补肝壮肾、益气补血。适用于闭经。

薏苡仁粥

【组成】薏苡仁 50g，红糖 20g，山楂、炒扁豆各 15g。

【制法用法】按常法煮粥食用。每日 1 剂，分 2 次服，连服 7 日。

【功效主治】燥湿化痰，活血通经。适用于闭经。

大枣红糖汤

【组成】大枣、红糖各 100g，生姜 25g。

【制法用法】水煎服。每日 1 剂，连续服用直至月经来潮为止。

【功效主治】补血活血，散寒调经。适用于闭经。

黄酒木耳苏木饮

【组成】黄酒 250ml，木耳、苏木各 50g。

【制法用法】将木耳、苏木用酒加水半碗煮，煮成半碗多即成。每次可酌量饮用，每日 2 次或 3 次。

【功效主治】行血祛瘀，消肿止痛。适用于月经刚来即回，过后腰痛而腹胀。

二甲白鸽汤

【组成】大枣50g，炙鳖甲、炙龟甲各30g，柏子仁25g，牛膝20g，白鸽1只。

【制法用法】加水先煎鳖甲和龟甲，半小时后放入牛膝和柏子仁，共煎去药渣，取药汁放入收拾干净的白鸽、大枣共炖至熟。吃肉饮汤，每日2次。

【功效主治】补肝益肾，行血调经。适用于闭经、月经量少。

糯米丹参粥

【组成】糯米250g，丹参15g，红花、当归各10g。

【制法用法】先将后3味水煎去渣，再入糯米煮粥，空腹食用。每日1剂，分2次食。

【功效主治】活血通经。适用于闭经。

墨鱼香菇冬笋粥

【组成】干墨鱼1只，水发香菇、冬笋各50g，猪瘦肉、大米各100g，精盐、鸡精、胡椒粉、料酒各适量。

【制法用法】墨鱼去骨，用温水浸泡发胀，洗净，切成丝状。猪肉、香菇、冬笋也分别切成丝备用。大米淘洗干净，下锅，加入肉丝、墨鱼、香菇、冬笋、料酒、适量清水熬至熟烂，调入精盐、鸡精、胡椒粉即可。每日2次，温热服用。

【功效主治】补益精气，通调月经。适用于闭经、白带增多等症。

白鸽木耳汤

【组成】白鸽 1 只，木耳 50g，精盐、鸡精各适量。

【制法用法】将白鸽宰杀后去毛、爪、内脏，木耳用温水泡发撕成朵状备用。把白鸽、木耳一起放入炖盅，加入适量水、精盐、鸡精，炖熟即可。每日 1 次，温热服用。

【功效主治】补肝肾，益气血。适用于闭经。

猪肉炖甲鱼

【组成】瘦猪肉 150g，甲鱼 1 只，调料适量。

【制法用法】将甲鱼宰杀，去头，沥净血水，入沸水中烫 3 分钟后取出，用小刀刮去背部和裙边上的黑膜，剥去四脚上的白衣，剁去爪和尾，切开腹腔，去内脏洗净，与猪肉块一同入锅加水炖至熟烂，调味食用。每日 1 剂。

【功效主治】滋阴养血，益气补虚。主治闭经。

羊肉黄芪当归汤

【组成】羊肉 250g。黄芪、当归各 60g，食盐适量。

【制法用法】将羊肉洗净切块，黄芪、当归洗净，一同放入砂锅内，加水炖至羊肉熟烂，去黄芪、当归，用盐调味，吃肉喝汤。每日 1 剂，分 2 次食。

【功效主治】补气养血。适用于闭经。

乌鸡肉炖丝瓜

【组成】乌鸡肉 150g，丝瓜 100g，鸡内金 15g。

【制法用法】共煮至烂，服时加盐少许。每日 1 剂。

【功效主治】健脾消食，养阴补血。适用于经闭、月经量少。

团鱼黄酒

【组成】团鱼（鳖）1 只，黄酒适量。

【制法用法】将鲜活肥大的团鱼头砍下，取其血滴入碗内，兑入同等量的黄酒搅匀，再用同等量的开水冲服。每日 1 剂。

【功效主治】滋阴养血。适用于闭经。

鸡血藤鸡汤

【组成】鸡血藤 60g，红糖 30g，鸡蛋 2 枚。

【制法用法】将鸡血藤、鸡蛋洗净，加水同煮，鸡蛋熟后去壳再煮 15 分钟，去鸡血藤，加入红糖，吃蛋喝汤。每日 1 剂，分 2 次服。

【功效主治】滋阴补血，活血调经。适用于闭经。

桃仁牛血汤

【组成】桃仁 10g，鲜牛血（血已凝固）200g，精盐适量。

【制法用法】将牛血切块，与桃仁加清水适量煲汤，食时加精盐调味。每日 1 次，温热服用。

【功效主治】破瘀行血，理血通经。适用于闭经。

香菇炖鸽

【组成】活乳鸽 1 只，水发香菇 50g，葱段、姜片、精盐、鸡精、料酒各适量。

【制法用法】乳鸽宰杀后，放入热水中烫一下，去毛，去内脏，洗净，再下开水锅中烫一下捞出。将乳鸽放入煮锅中，加入香菇、葱段、姜片、料酒和适量清水，置旺火上烧开，撇去浮沫，改用文火炖约1小时，至乳鸽熟烂时加入精盐即可食用。佐餐食用。

【功效主治】益气，补血。适用于闭经。

乌鸡炖丝瓜

【组成】乌鸡肉150g，丝瓜100g，鸡内金15g，精盐适量。

【制法用法】同煮至烂，服时加盐少许。佐餐食用。

【功效主治】健脾消食，养阴补血。适用于闭经、月经量少。

牛膝炖猪蹄

【组成】川牛膝15g，猪蹄2只，黄酒80ml，精盐适量。

【制法用法】猪蹄刮净去毛。剖开两边后切成数小块，与川牛膝一起放入大炖盅内，加黄酒80ml、清水500ml，隔水炖至猪蹄熟烂，去川牛膝，加精盐调味即成。佐餐食用。

【功效主治】活血通经。适用于闭经。

黄精煨肘子

【组成】猪肘750g，黄精20g，大枣10个，葱段、姜丝、精盐、鸡精各适量。

【制法用法】将黄精切成薄片，放入纱布袋扎口。大枣洗净去核。猪肘子刮洗干净，入沸水锅内焯去血水，捞出洗净。将肘子和布袋一同放入砂锅，注入适量清水，置武火上烧沸，撇去浮沫，转至文火煨至肘子熟烂，拣去布袋，放入大枣，装盘即成。佐餐食用。

【功效主治】益气血，强筋骨。适用于闭经。

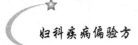

姜丝炒墨鱼

【组成】墨鱼250g。姜丝、精盐、植物油各适量。

【制法用法】将墨鱼去骨，润软切薄片，炒锅中下油，先放姜丝，爆炒出味，再放墨鱼片同炒，加精盐和清水少许，盖焖至熟。佐餐食用。

【功效主治】补血通经。适用于经闭。

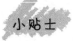
小贴士

闭经饮食原则

1. 加强营养

适量食用高糖、高蛋白质、高维生素等食物。

2. 注意补血

宜多食有补血作用的食物，如蛋类、乳类、豆类及豆制品、瘦肉、新鲜绿叶蔬菜、水果等。

3. 忌暴饮暴食

暴饮暴食会损伤脾胃的功能，使气机不利、血运不行、冲任血少而导致闭经。因为脾胃是气血生化之源，脾主统血，胃主受纳，全身的血液由脾来统摄调配，所以如有闭经情况出现，应首先调节饮食，避免暴饮暴食、饥饱不均。

4. 忌肥腻甘厚

过多食用含有较高的蛋白质、胆固醇、脂肪食物，容易造成体内营养过剩、脂肪堆积，中医称为痰湿壅盛、经脉阻塞。太过肥胖就会导致经血不能正常运行而发生闭经。

5. 忌生冷酸涩之物

生冷食物包括各种冷饮、各种凉菜、寒性水果、寒性水产品等，均可导致血管收缩，血行凝滞，使经血闭而不行，从而发生闭经。

第二章 子宫疾病

子宫疾病是指子宫发生的各种病变，如炎症、损伤、肿瘤以及癌前病变等，是女性最常见的疾患之一。子宫疾病包括子宫内膜炎、子宫内膜异位症、子宫肥大、子宫息肉、子宫肌瘤、子宫囊肿、子宫脱垂、子宫内膜癌等。

中医认为，子宫疾病因七情内伤、脏腑功能失调、气滞血瘀而成。

第一节 子宫脱垂

子宫下脱，甚则挺出阴户之外，为子宫脱垂，中医称为"阴挺"又称"阴脱"。因多发生于产后，故又称"产肠不收"或"子肠不收"。本病多见于经产妇、多产妇，或有便秘、慢性咳嗽史、长期站立工作、重体力劳动、产后过早做腹压增高的动作（如久蹲、搬运等），致使子宫逐渐下垂。一般Ⅰ期和Ⅱa期可以保守治疗，Ⅱb及Ⅲ期脱垂需手术治疗。

子宫脱垂辨证分型

1.气虚

子宫下脱，劳累加剧，下腹坠胀，肢软乏力，懒言少气，小溲频数。苔薄舌淡，脉虚细。

2. 肾虚

生育过多，子宫下脱，腰膝酸软，头晕耳鸣，小腹坠胀，小便频数，色清，夜间尤甚。苔薄舌淡，脉沉细无力。

3. 湿热

子宫下脱Ⅱ～Ⅲ度，脱出阴道口外，伴红肿糜烂，黄水淋漓，带多色黄或伴秽臭，下腹坠痛，小便黄赤，或灼痛。苔黄腻，舌质红，脉滑数。

一、中药内服偏验方

升麻方

【组成】升麻 100g。

【制法用法】将上药研为极细末，装入瓶内备用。用时，先将 1 个鸡蛋顶端钻一小孔，纳入升麻末 4g，并搅拌均匀，以白纸蘸水将孔盖严，孔口朝上，入蒸笼内蒸熟，去壳口服。每日早、晚各服 1 次，1 周为 1 个疗程，疗程间停服 1~2 日。

【功效主治】升阳举气。主治子宫脱垂。

龙骨牡蛎方

【组成】生龙骨、生牡蛎各 15g，升麻 8g。

【制法用法】将上药水煎。每日 1 剂，分 2 次或 3 次口服。疗程：Ⅰ度子宫脱垂者服药 20 日；Ⅱ度子宫脱垂者服 40 日；Ⅲ度子宫脱垂者服 60 日。

【功效主治】滋阴，涩精，升举阳气。主治子宫脱垂。

五倍子枯矾方

【组成】五倍子、枯矾各 20g，升麻、蛇床子、野菊花各 10g。

【制法用法】将上药共研为极细末，炼蜜为丸，每丸 9g。1 次 1 丸，1 日 3 次，开水送服。

【功效主治】敛肺止汗，涩肠固精，止血解毒。主治子宫脱垂。

参术芪精龟甲方

【组成】党参、炒白术、生黄芪、炙黄精、炙龟甲、大枣各 15g，巴戟天 12g，当归、升麻各 9g。

【制法用法】将上药水煎。每日 1 剂，分 2 次服，7 日为 1 个疗程。

【功效主治】健脾补肾，益气生津。主治子宫脱垂。

菟丝子鹿角方

【组成】潞党参、炙黄芪各 10g，菟丝子、鹿角（先煎）、当归、熟地黄、赤石脂、川黄柏、土茯苓各 5g，绿升麻、春柴胡各 1.5g。

【制法用法】将上药水煎。分 2 或 3 次内服，每日 1 剂。

【功效主治】补中益气，健脾益肺，滋补强壮，增强人体免疫力。主治子宫脱垂。

党参金樱子方

【组成】党参、金樱子各 20g，升麻 10g，川续断、杜仲、熟地黄各 15g，陈皮、柴胡各 9g，炙甘草 6g。

【制法用法】上药水煎服。每日 1 剂。

【功效主治】补中益气，滋补强壮。主治子宫脱垂。

党参枳壳山药方

【组成】党参、山药各 15g，熟地黄、杜仲、当归、山茱萸各 12g，鹿角霜、升麻、益智仁各 10g。

【制法用法】上药水煎服。每日 1 剂，分 2 次服。

【功效主治】补中益气，补肾益血，活血。主治子宫脱垂。

黄芩栀子木通方

【组成】黄芩、栀子、木通、车前子、生地黄各 9g，泽泻 12g，龙胆草、柴胡、生甘草各 6g，当归 3g。

【制法用法】上药水煎服。每日 1 剂，分 2 次服。10 天为 1 个疗程。

【功效主治】清热泻火，燥湿解毒。主治子宫脱垂。

党参白芍肉桂方

【组成】党参、白芍、肉桂、附子、白胡椒各 20g，红糖 30g。

【制法用法】上药研细末加糖和匀，分作 30 包。每天早、晚饭前服 1 包，服前饮黄酒 1 小杯。

【功效主治】补火助阳，散寒止痛，温经通脉。主治子宫脱垂。

熟地黄山药方

【组成】熟地黄、山药、覆盆子、淫羊藿各 15g，仙茅、龟甲胶、鹿角胶、白芍、当归、山茱萸各 12g，羌活 4g，细辛、胎盘粉（吞服）各 3g。

【制法用法】上药水煎服。每日 1 剂。

【功效主治】补肾壮阳，祛风除湿，强筋键骨。主治子宫脱垂。

生枳壳黄芪方

【组成】生枳壳、黄芪各 15g，柴胡、升麻、益智仁、菟丝子、炒杜仲、当归、党参、白术、艾叶各 6g，五味子、补骨脂、陈皮各 4.5g。

【制法用法】上药水煎服。每日 1 剂，分 2 次服。

【功效主治】补气固表，升提中气，补肾暖宫。主治子宫脱垂。

生地黄车前子方

【组成】生地黄 18g，车前子 12g，炒栀子、当归尾、龙胆草各 9g，泽泻、甘草梢、黄芩、木通、柴胡各 6g。

【制法用法】上药水煎服。每日 1 剂。

【功效主治】清热燥湿，泻肝胆火。主治子宫脱垂。

当归白芍枳壳方

【组成】当归 12g，白芍、枳壳、吴茱萸、细辛、桂枝、木通、炙甘草各 9g，生姜 5 片，大枣 5 枚。

【制法用法】上药水煎服。每日 1 剂，分 2 次服。早晚分服。

【功效主治】补血，活血，调经止痛。主治重度子宫脱垂。

桑寄生党参方

【组成】桑寄生、党参各 15g，续断、白术、当归各 9g，升麻、柴胡各 6g。

【制法用法】上药水煎服。每日 1 剂，分 2 次服。

【功效主治】补肝肾，强筋骨。主治子宫脱垂。

山药熟地黄方

【组成】山药、熟地黄、杜仲、当归、山茱萸、枸杞子各 15g，人参、升麻、鹿角胶各 10g。

【制法用法】上药水煎服。每日 1 剂，分 2 次服。

【功效主治】补血活血，调经固肾，益精。主治子宫脱垂。

人参黄芪当归方

【组成】人参、生黄芪、当归（酒洗）各 15g，土炒白术 7.5g，川芎（酒洗）、升麻各 4.5g。

【制法用法】上药水煎服。每日 1 剂，分 2 次服。

【功效主治】益气补血，活血。主治子宫脱垂。

牡蛎升麻方

【组成】牡蛎 12g，升麻 6g。

【制法用法】上药研细末。每日分 3 次饭前空腹服，温开水送下。

【功效主治】升阳举陷，软坚。主治子宫脱垂。

黄芪党参桔梗方

【组成】黄芪、党参各 20g，桔梗 6g，柴胡、升麻、知母各 5g。

【制法用法】上药水煎服。每日 1 剂，分 2 次服。

【功效主治】补气升阳举陷。主治子宫脱垂。

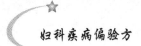

党参黄芪续断方

【组成】党参、黄芪、续断、桑寄生各 15g，黄柏、车前子、杜仲炭、柴胡、升麻各 9g。

【制法用法】上药水煎服。每日 1 剂，分 2 次服。

【功效主治】健脾补肺、益气补肾。主治子宫脱垂。

二、食疗偏方

枸杞叶粳米羊肉粥

【组成】枸杞叶 250g，粳米 150g，羊肉 100g，羊肾 1 只，葱白 2 个，精盐适量。

【制法用法】将羊肉洗净切块，羊肾剖开，去筋膜，洗净切块；葱白洗净切碎；粳米淘洗干净；枸杞叶洗净。锅内加水适量，先将枸杞叶煎煮去渣，再入羊肾、羊肉、葱白、粳米煮为稀粥，加盐调食。每日 1 剂，分 2 次服。

【功效主治】补肾养血，益气。适用于子宫脱垂。

粳米黄芪粥

【组成】粳米 100g，黄芪 30g，白术、柴胡各 15g。

【制法用法】将后 3 味水煎取汁，兑入粳米粥内即成。每日 1 剂，分 2 次服。

【功效主治】补中益气，升阳举陷。适用于子宫脱垂。

鸡肉炖何首乌

【组成】母鸡肉 300g，何首乌 30g，精盐、姜丝、高粱酒各少许。

【制法用法】将何首乌用清水浸泡半日，再入洗净切块的鸡肉块，上笼蒸熟，调入精盐、姜丝、高粱酒，吃肉喝汤。每日1剂，分2次服。

【功效主治】养血益肾，补中益气。适用于子宫脱垂、脱肛。

金樱子炖母鸡

【组成】金樱子、蓖麻根各50g，益母草、棉花根、炙黄芪各30g，母鸡1只。

【制法用法】将母鸡杀掉，洗净。将上药用纱布包好同炖至鸡烂熟后，去渣，加适量调味。分次吃鸡喝汤，隔日1次，连吃7~10天。

【功效主治】补中益气。适用于子宫脱垂。

猪肉炖党参黄芪

【组成】瘦猪肉100g，党参、黄芪各20g，升麻10g，调料适量。

【制法用法】将猪肉洗净切块，与党参、北黄芪、升麻一同入锅，加水炖1小时，调味，吃肉喝汤。每日1剂。分2次服。

【功效主治】补中益气。适用于子宫脱垂。

黄芪枳壳煮鲫鱼

【组成】黄芪20g，炒枳壳9g，鲫鱼（300g）1条，精盐适量。

【制法用法】先将鲫鱼宰杀，去鳞及内脏，洗净备用。黄芪、枳壳水煎去渣，再入鲫鱼煎煮至熟，加盐调味服食。每日1剂。

【功效主治】补中益气。适用于子宫脱垂。

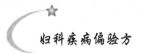

猪大肠蒸巴戟天

【组成】猪大肠 200g，巴戟天 20g，精盐适量。

【制法用法】将猪大肠洗净，纳入巴戟天，加水适量，上笼蒸熟，加盐调服。每日 1 剂，连服 4~5 剂。

【功效主治】补肾壮阳。适用于子宫脱垂。

升麻蒸鸡蛋

【组成】升麻 4g，鸡蛋 1 个。

【制法用法】将升麻研末。鸡蛋开 1 小孔，放入升麻搅匀，外用湿棉纸封严，蒸熟食用。每日 2 剂，连服 10 日为 1 个疗程。

【功效主治】益气举陷。适用于子宫脱垂。

荔枝陈米酒

【组成】鲜荔枝 1000g，陈米酒 1000ml。

【制法用法】将荔枝去壳浸入酒内，7 日后即可饮用。每服 1~2 汤匙，早晚各 1 次。

【功效主治】益气壮阳，活血补血。主治子宫脱垂。

炖鳝鱼

【组成】鳝鱼 300g，调料适量。

【制法用法】将鳝鱼宰杀，去内脏，洗净切段，与调料一同入锅，加水炖食。每日 1 剂。

【功效主治】补中益气。适用于子宫脱垂。

粳米金樱子粥

【组成】粳米 100g，金樱子 20g。

【制法用法】先将金樱子水煎去渣，再入粳米煮粥食用。每日 1 剂，分 2 次服。

【功效主治】固精涩肠。适用于子宫脱垂。

粳米枸杞子人参粥

【组成】粳米 100g，枸杞子 20g，人参 3g。

【制法用法】共煮粥食用。每日 1 剂，分 2 次服。

【功效主治】补气益肾。适用于子宫脱垂。

山药红枣粥

【组成】大米 100g，薏苡仁 75g，山药（干）50g，荸荠 25g，枣 10g，砂糖适量。

【制法用法】大米、薏苡仁分别淘洗干净，用冷水浸泡 3 小时，捞出，沥干水分。荸荠、山药去皮，洗净，分别捣成粉末。红枣去核，洗净备用。将薏苡仁、大米下入锅内，加入适量冷水，置旺火上煮至米粒开花，将红枣下入锅内，转文火熬煮成粥。待大米软烂时，边搅拌边将山药粉洒入锅内，约煮 20 分钟。将荸荠粉和白糖入锅搅匀即可。每日 1 剂。

【功效主治】健脾益肾，气血双补。适用于子宫脱垂的辅助治疗。

黄鳝小米粥

【组成】黄鳝 1 条，小米 100g，精盐适量。

【制法用法】将黄鳝去内脏，洗净，切成细丝，加精盐与小米同煮成粥。每日1剂。

【功效主治】益气补虚。适用于子宫脱垂。

山药鳝糊

【组成】黄鳝250g，山药（干）15g，淀粉10g，葱花、姜末、鸡精、白糖、胡椒粉、酱油、料酒、香油、植物油各适量。

【制法用法】将黄鳝去头、内脏和骨，切成鳝丝。锅置火上，注油烧热，倒入鳝丝炒透后，再加入姜末、酱油、料酒、白糖、鸡精翻炒。将山药磨粉，和淀粉一起加适量水调匀倒入勾芡，炒匀后即可装入盘内。在中间拨出一个凹洞，放入葱花，淋入香油，撒上胡椒粉即可。每日1剂。

【功效主治】健脾开胃，养血固脱。适用于子宫脱垂的辅助治疗。

二麻猪肠汤

【组成】猪大肠300g，升麻10g，胡麻仁100g，精盐、鸡精各适量。

【制法用法】将大肠洗净，升麻用布袋包好，与胡麻仁同放入大肠中，置锅中，加清水适量同炖至大肠熟后，去升麻，加入精盐、鸡精调味即成。饮汤食肠。隔日1次，连续3周。

【功效主治】益气升提。适用于子宫脱垂。

鳊鱼黄芪汤

【组成】鳊鱼1条，黄芪20g，枳壳10g，精盐、鸡精、料酒各适量。

【制法用法】将鳊鱼去鳞杂、洗净，与黄芪、枳壳加水同煮沸后，再煮 30 分钟，去渣取汁，加适量精盐、鸡精、料酒调味即可。每次 200ml，每日 2 次。

【功效主治】益气升提。适用于子宫脱垂。

黄芪甲鱼汤

【组成】甲鱼 1000g，黄芪 30g，枳壳 15g，杜仲 10g，葱花、姜末、精盐、鸡精、料酒各适量。

【制法用法】将甲鱼去甲壳肠杂，洗净，切块。黄芪、枳壳、杜仲一同放入布袋中封口。将甲鱼块、药袋加适量清水同炖。至甲鱼熟后，去药袋，加入葱花、姜末、精盐、料酒、鸡精调味即成。2 日食用 1 次。

【功效主治】滋补肾阴，益气固脱。适用于子宫脱垂。

首乌炖雌鸡

【组成】何首乌 30g，嫩雌鸡 1 只，姜丝、精盐、料酒、香油各适量。

【制法用法】将鸡宰杀，去毛、内脏和爪，放入大炖盘内。何首乌洗净，切成碎粒，用纱布包好，扎口，放入鸡腹内。加适量清水，隔水炖至鸡肉离骨时，去何首乌，加入香油、精盐、姜丝、料酒拌匀，再炖 10~20 分钟即可。2 日 1 剂。

【功效主治】益肾养血。适用于子宫脱垂、脱肛等。

黄芪炖带鱼

【组成】带鱼 1000g，炒枳壳 15g，黄芪 50g，姜、葱、精盐、鸡精、料酒、植物油各适量。

【制法用法】把黄芪、炒枳壳洗净切碎，装入纱布。带鱼去杂，洗净，切段，在油锅中略煎一下，再放入药包、葱、姜、料酒、精盐、适量清水，炖到汁快干时，加鸡精即成。2日1剂。

【功效主治】温养脾胃、补气。适用于子宫下垂的辅助治疗。

杜仲爆羊腰

【组成】羊腰500g，五味子15g，杜仲6g，葱段、姜片、精盐、鸡精、料酒、酱油、淀粉、植物油各适量。

【制法用法】将杜仲、五味子置于锅中，加水3杯，煎煮40分钟，滤取药汁，再用文火将药汁煎至半杯。将羊腰洗净，一剖为二，剔尽筋膜、臊腺，漂洗干净，切成小块腰花，沥干水分，加料酒、淀粉拌匀备用。锅置火上，注油烧至七分热时，加入葱段、姜片、羊腰花爆炒，到嫩熟时即调入药汁和精盐、鸡精、酱油，略翻炒即成。2日1剂。

【功效主治】收敛固涩，益气生津，补肾宁心。适用于子宫下垂。

芪蒸鹌鹑

【组成】鹌鹑肉500g，黄芪10g，清汤250ml，葱、姜、精盐、胡椒粉各适量。

【制法用法】将鹌鹑宰杀，煺毛洗净，由背部剖开，抠去内脏，斩去爪，洗净，再入沸水中焯约1分钟捞出待用。黄芪洗净，切成薄片，装入鹌鹑腹中。把鹌鹑放在蒸碗内，注入清汤，用湿绵纸封口，上笼蒸约30分钟。取出鹌鹑，揭去纸，滗出汁，加精盐、胡椒粉调味，再将鹌鹑放入汤碗内，灌入原汁即成。2日1剂。

【功效主治】补脾调肺、益气行水。适用于子宫脱垂。

三、中药外用偏验方

三子汤

【组成】蛇床子 50g，五倍子、五味子各 30g。

【制法用法】水煎取液，熏洗患处。每日 1 剂，每次 20 分钟，1 日 2 次。

【功效主治】温肾壮阳，燥湿祛风。主治子宫脱垂。

苦参五倍子液

【组成】苦参、五倍子各 30g，黄柏、白矾各 15g。

【制法用法】水煎取液，坐浴阴部。每日 1 次。10 天为 1 个疗程。

【功效主治】清热燥湿；祛风解毒。主治子宫脱垂。

蜗牛糊

【组成】蜗牛适量。

【制法用法】去壳，焙干，研成细末。以桐油调成糊状，涂敷宫体及韧带周围，纳复原位，再以"T"形带固定。每日 1 次。

【功效主治】清热解毒，消肿。主治子宫脱垂。

地肤子大黄汤

【组成】地肤子、大黄、蛇床子、苦参各 30g，龙骨、牡蛎各 15g，白矾 12g。

【制法用法】加水煎汤熏洗患处。每剂 2 次。

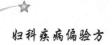

【功效主治】泻热毒，破积滞，行瘀血。主治子宫脱垂。

桃仁五倍子蛇床子汤

【组成】白矾 90g，桃仁、五倍子、蛇床子各 30g，铜绿 24g，五味子 15g。

【制法用法】加水煎熏洗患处。每日 1~2 次。

【功效主治】祛痰燥湿，解毒，止血。主治子宫脱垂。

蓖麻仁贴

【组成】蓖麻仁 10g。

【制法用法】捣烂贴敷脐下关元穴处，纱布包扎，胶布固定。每日换 1 次。

【功效主治】消肿拔毒，泻下导滞，通络利窍。主治Ⅰ~Ⅱ度子宫脱垂。

苦参蛇床子黄柏液

【组成】苦参、蛇床子各 15g，黄柏 9g。

【制法用法】加水浓煎，去渣取液，洗浴阴部。每日 1~2 次。

【功效主治】清热燥湿，祛风解毒。主治Ⅰ~Ⅱ度子宫脱垂。

茄根汤

【组成】茄根适量。

【制法用法】茄根烧存性为末，油调茄根末在纸上，卷筒放入阴道内。每日 1 次。

【功效主治】清热利湿，收敛止血。主治子宫脱垂。

五加皮汤

【组成】五加皮 60g。

【制法用法】煎汁，每日 3 次分服，并用煎汁熏洗患处。每日 1 剂。

【功效主治】祛风湿，补肝肾，强筋骨，活血脉。主治子宫脱垂。

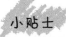小贴士

子宫脱垂饮食宜忌

1. 多食高蛋白质食物

如鸡肉、鸡蛋、瘦肉、猪肝、鲤鱼、海参、豆制品等。蛋白质是生命的物质基础，人体的一切组织器官都由蛋白质组成，它也是机体组织修复不可缺少的营养素，能增强肌肉的弹性。

2. 多食有补气、补肾作用的食物

如鱼类、蛋类和肉类，以及山药、扁豆、大枣、莲子等。

3. 忌食易引起下坠的寒性水产品

蚌肉、田螺、蛏子等水产品性寒，食用后会伤脾，进一步加重病情，使子宫脱垂难以恢复。

4. 忌食滑利之蔬菜

如冬瓜、黄瓜、丝瓜、苦瓜、茭白、茄子、苋菜、白菜、菠菜等，这些食物性味寒凉而滑利，食用后会造成脾

胃虚弱，使子宫下滑，难以回缩。

5.忌食寒凉水果

如梨、西瓜、柚子、柠檬、甜橙、柿子、香蕉、杏、酸枣、山楂、香瓜等。食用寒凉水果会损伤脾胃阳气，加重子宫脱垂。

6.忌食辛辣食物

如辣椒、葱、蒜、韭菜、胡椒、花椒、茴香、酒等。辛辣食物易促进病变部位充血，加重炎症，对病情不利。

第二节　宫颈炎及糜烂

宫颈炎是育龄女性的常见病，是指子宫颈受到各种致病因素的侵袭而发生的局部炎症。随着病情的发展，患者通常会出现带下增多、下腹及腰骶酸痛和接触性出血等症状。

宫颈糜烂是一种好发于育龄妇女的宫颈疾病，主要症状为白带增多，常为脓性，重者可出现血性白带，性交后出血。宫颈糜烂是慢性宫颈炎病变过程中常见的局部特征。多见于育龄期妇女，和性生活有一定关系，在分娩、流产或阴道手术后，病原体侵入宫颈引起炎症，由于宫颈管内膜柱状上皮薄，抵抗力差，加之皱襞多，病原体潜伏其中，感染不宜彻底清除而引起慢性炎症。

宫颈糜烂的西医分型方法

1.临床根据糜烂面的面积大小可以将子宫颈糜烂分为轻（Ⅰ）、

中（Ⅱ）、重（Ⅲ）三度。

2. 根据宫颈糜烂的表现又可将其分为三型：

单纯型糜烂：多见于炎症初期，糜烂面被单层柱状上皮所覆盖，表皮比较平坦光滑。

颗粒型糜烂：炎症继续存在，使子宫颈上皮过度增生，糜烂面凹凸不平，外观呈颗粒状，为颗粒型糜烂。

乳头型糜烂：如果腺上皮及间质增生显著，凹凸不平现象更加明显，呈乳头状，即为乳头型糜烂。

3. 根据病因又可将宫颈糜烂分为特异性宫颈糜烂和非特异性宫颈糜烂两种。

特异性宫颈糜烂：指由病原菌感染引起的。淋球菌及沙眼衣原体是宫颈感染最常见的病原菌。

非特异性宫颈糜烂：多数是由雌激素分泌的不平衡造成的。比如很多未婚未生育的人。

由于慢性炎症的长期刺激，组织增生而使宫颈肥大，因此，子宫颈糜烂常伴有宫颈肥大。

宫颈炎的中医辨证分型

1. 湿热下注型

症见带下量多色黄，质黏腻有臭气，胸闷口腻，纳食较差，或小腹作痛，阴痒，小便黄少，舌苔腻或厚。

2. 脾虚型

见带下色白或淡黄，质黏稠，无臭气，绵绵不断，面色苍白或萎黄，四肢不温，精神疲倦，纳少便溏，两足浮肿，舌质淡，苔白或腻，脉缓弱。

3. 肾虚型

症见白带量多，质稀薄或稍黏无臭，或伴腰酸如折，小腹冷感，小便量多，大便稀，舌质淡，苔白，脉沉；或伴阴部灼热，头晕目眩，面部烘热，五心烦热，舌红少苔，脉细数。

一、中药内服偏验方

妇炎散

【组成】地肤子 20g，白芷、北防风、白鲜皮各 10g，吴茱萸 3g。

【制法用法】制成散剂。用妇炎散 7g，加白糖少许。每日 3 次，餐前内服。

【功效主治】祛风除湿，消肿排脓。主治宫颈炎。

白术山药方

【组成】白术、山药各 30g，人参、车前子、苍术各 10g，陈皮、黑芥穗、柴胡、甘草各 6g。

【制法用法】将上药水煎。每日 1 剂，分 2 次或 3 次内服。

【功效主治】健脾益气，凉血，解毒。主治宫颈炎。

杜仲续断方

【组成】杜仲、续断各 15g，牛膝、丹参、赤芍各 12g，没药 6g，干姜 3 片。

【制法用法】加水煎沸 15 分钟，过滤取液，渣再加水煎 20 分钟，滤过去渣，两次滤液兑匀。月经周期的 1~2 周服，分早晚 2 次服，每日 1 剂。

【功效主治】补肝肾，强筋骨，调血脉，止崩漏。主治宫颈炎、宫腔粘连。

萹蓄瞿麦车前子丸

【组成】萹蓄、瞿麦、车前子各 15g，生黄芪、党参、白术各 12g，琥珀、牛膝、乳香、没药、苍术、黄柏、当归各 9g，甘草 6g，肉桂 3g。

【制法用法】以上诸药共研细末，炼蜜为丸。每次 6g，用土茯苓 30g 煎汤送服，每日服 3 次。30 日为 1 个疗程，每疗程间隔 3 日。

【功效主治】清湿热，活血通经。主治慢性宫颈炎。

猪苓土茯苓汤

【组成】猪苓、土茯苓、赤芍、牡丹皮、败酱草各 15g，栀子、泽泻、车前子（包）、川牛膝各 10g，生甘草 6g。

【制法用法】水煎服。每日 1 剂，分 2 次服。

【功效主治】清热解毒，消痈排脓，活血行瘀。主治宫颈炎，症见带下量多。

党参白术汤

【组成】党参、白术、茯苓、生薏苡仁、补骨脂、海螵蛸各 15g，巴戟天、芡实各 10g，炙甘草 6g。

【制法用法】水煎服。每日 1 剂，分 2 次服。

【功效主治】健脾补肺、益气生津。主治宫颈炎，症见带下量多。

丹参方

【组成】丹参 15g，益母草、赤芍、红花各 12g，当归、桃仁、川楝子各 10g。

【制法用法】水煎服。每日 1 剂，月经周期的第 3 周服，分早晚 2 次服。

【功效主治】祛瘀止痛，活血通经，清心除烦。主治宫颈炎、宫腔粘连。

白芍当归汤

【组成】白芍、当归各 12g，苦楝根、白薇、槟榔、地榆炭各 9g，胡黄连 6g，丁香 3g。

【制法用法】水煎服。每日 1 剂，分 2 次服。

【功效主治】补血，活血，清热解毒。主治宫颈炎。

马齿苋甘草丸

【组成】马齿苋 350g，甘草 50g。

【制法用法】水煎 2 次，去渣取液，浓缩成 300ml，加淀粉 200g，制成丸粒。每服 2g，每日 2 次。

【功效主治】清热解毒，散血消肿。主治宫颈炎。

鱼腥草蒲公英方

【组成】鱼腥草、蒲公英各 30g。

【制法用法】水煎。每日 1 剂，分 2 次服，连服 7 剂为 1 个疗程。

【功效主治】清热解毒，排脓消痈，利尿通淋。主治慢性宫颈炎。

金银花蒲公英方

【组成】金银花、蒲公英各 15g。

【制法用法】水煎。每日 1 剂，分 2 次服。

【功效主治】清热解毒，消痈散结。主治慢性宫颈炎。

山药海螵蛸方

【组成】山药、海螵蛸各 18g，当归、黄柏、苍术、没药、乳香、牛膝、琥珀各 9g，甘草 6g，肉桂 3g。

【制法用法】共研细末。炼蜜为丸。每次 6g，以土茯苓 30g 煎汤送服，每日 3 次。1 个月为 1 个疗程。

【功效主治】收敛止血，固精止带，制酸止痛，收湿敛疮。主治轻、中度宫颈糜烂。

熟地黄当归方

【组成】熟地黄 15g，当归、川芎、白芍、赤芍、甘草各 10g。

【制法用法】加水煎沸 15 分钟，过滤取液，渣再加水煎 20 分钟，滤过去渣，两次滤液兑匀。每日 1 剂，分早晚 2 次服。

【功效主治】补血滋阴，凉血活血。主治宫颈糜烂，子宫发育不良。

炒枳实柴胡白芍方

【组成】炙甘草、炒枳实、柴胡、白芍各 15g。

【制法用法】上药为细末。每服 3g，开水调下，每日 3 次。

【功效主治】主治子宫颈糜烂及慢性附件炎。

二、食疗偏方

蘑菇薏苡仁粥

【组成】鲜蘑菇 60g，薏苡仁 50g，精盐、味精各适量。

【制法用法】将蘑菇洗净切块，加入临熟的薏苡仁粥内，再煮 3~5 分钟，调味食用。每日 1 剂。

【功效主治】健脾化湿。适用于慢性宫颈炎及子宫颈糜烂。

薏苡仁红糖粥

【组成】薏苡仁 60g，红糖 30g。

【制法用法】按常法煮粥食用。每日 1 剂。

【功效主治】健脾利湿，清热排脓。适用于慢性宫颈炎及子宫颈糜烂。

白鸡豆蔻汤

【组成】白鸡 1 只、白豆蔻 50g。

【制法用法】将白鸡（不拘雌雄）去毛及肠杂，洗净，白豆蔻捶破，与鸡肉共煮至肉烂，用汤下面代晚餐。服后取汗，每只分 3 服。

【功效主治】补虚益气，悦脾化湿。适用于宫颈炎。

丁鱼肚

【组成】大乌鱼 2 个。

【制法用法】丁鱼即大乌鱼，鱼肚即鱼胃，取丁鱼肚 2 个，洗净切碎，以花生油少许和匀，入锅微炒，再用砂锅煮饭，待饭将熟，将鱼肚放饭上，等饭熟和匀。当餐食之。

【功效主治】补脾温胃。适用于宫颈炎。

薏米芡实粥

【组成】薏米 100g、芡实 100g、大米适量。

【制法用法】上述原料混合煮成粥。加油、盐调味食用。

【功效主治】健脾祛湿。适用于宫颈炎及子宫颈糜烂。

韭菜根鸡蛋

【制法用法】韭菜根加水煮，至熟时打入鸡蛋，加红糖煮熟食之，连服1周。饮汤吃蛋。

【功效主治】温肾培元，固涩止带。适用于宫颈炎。

白果蒸鸡蛋

【组成】鲜鸡蛋1个、白果2枚。

【制法用法】将鸡蛋的一端开孔，白果去壳，纳入鸡蛋内，用纸粘封小孔，孔朝上放碟中，隔水蒸熟即成。食鸡蛋，每日1次。

【功效主治】敛肺气，止带浊。适用于宫颈炎及子宫颈糜烂。

山药黄柏粥

【组成】鲜山药（或干山药30g）100g、芡实15g、车前子15g、黄柏10g、白果仁10g、粳米100g、红糖适量。

【制法用法】先将山药、黄柏、芡实、车前子煎煮，去渣取汁，加入粳米、白果仁煮成粥，调入红糖即成。每日2次，空腹热服。

【功效主治】健脾固冲，清热利湿。适用于宫颈炎。

山药猪腰汤

【组成】猪腰4只、淮山药100g、枸杞子15g、芡实50g、生姜4片。

【制法用法】取鲜猪腰剖开，切去白膜，用清水反复冲洗，

水飞去尿味；将全部用料放入清水煲内，大火煲滚后，改慢火煲
2 小时，汤成即可。饮汤，吃肉。

【功效主治】补肾止带。适用于宫颈炎。

海螵蛸乌骨鸡

【组成】乌骨鸡 250g、海螵蛸 50g、茯苓 20g。

【制法用法】将海螵蛸打碎，与茯苓共用纱布包扎好，把乌骨
鸡切块，一起放入砂锅内，煎炖半小时，去渣，加入调料。饮汤食
鸡肉。

【功效主治】补肾养血止带。适用于宫颈炎。

芡实糯米鸡

【组成】芡实 50g、莲子 50g、乌骨鸡（约 500g）1 只、糯米
100g。

【制法用法】将乌骨鸡去毛，剖腹去内脏，加入莲子、芡实、
糯米于鸡腹中，用线缝合，放在砂锅内，加水适量，用文火炖烂
熟，加入调料。可分次酌量食用。连服 10~15 天。

【功效主治】健脾补肾，除湿止带。适用于宫颈炎及子宫颈
糜烂。

韭菜炒羊肝

【组成】韭菜 150g、羊肝 200g。

【制法用法】将韭菜洗净，切长 2.5cm 的节；羊肝洗净切片。
将锅烧热，下菜油烧沸，放入羊肝翻炒，待羊肝变色时下韭菜、
葱节、姜片、盐，再翻炒片刻，下味精起锅即成。佐餐。

【功效主治】补阳温肾。适用于宫颈炎及子宫颈糜烂。

韭菜炒鲜虾

【组成】韭菜 250g、鲜虾仁（去壳）400g，菜油、盐、葱、姜、绍酒各适量。

【制法用法】将韭菜洗净，切长 3cm 的节，鲜虾去壳洗净，葱切段，姜切末。将锅烧热，倒入菜油烧沸，入葱爆锅，倒入虾仁和韭菜，再入姜末、绍酒，连续翻炒至熟即成。可供佐餐，常食。

【功效主治】温肾助阳。适用于宫颈炎及子宫颈糜烂。

三、中药外用偏验方

宫糜散

【组成】黄柏 20g，蛤粉 10g，雄黄、乳香、没药、白及各 5g，冰片 3g。

【制法用法】粉碎，过 120 目筛，紫外线照射 2 小时。常规消毒后，用自拟宫糜散 6~7g，置消毒纱布上，贴敷患处。用 5 日，间隔 2 日，为 1 个疗程。月经期停用。

【功效主治】清热燥湿，泻火解毒。主治宫颈炎。

月宫栓

【组成】月石、煅龙骨各 20g，枯矾、儿茶、乳香、没药、青黛各 10g，冰片 3g，苦参、蛇床子各 15g，血竭 5g。

【制法用法】均研末，过 100 目筛，加水溶聚氧乙烯单硬脂酸酯。制成栓剂，每粒 4g。月经净后 3~5 日，清洗外阴，置入阴道后穹窿，每晚睡前 1 次，10 日为 1 个疗程，用 2 个疗程。禁房事、坐浴。

【功效主治】活血，燥湿，解毒，生肌敛疮。主治宫颈炎。

三黄洗剂

【组成】黄芩、黄柏、生大黄各15g，苦参30g。

【制法用法】水煎，取滤液250ml，药温40℃。月经干净后3~4日，用三黄洗剂100~200ml，反复冲洗宫颈、前后穹窿、阴道壁。

【功效主治】清热泻火，燥湿解毒，止血。主治宫颈炎。

黄药子酒

【组成】黄酒2000g，黄药子500g。

【制法用法】上二味纳入罐中密封，加微火蒸2小时后取出。保持密封并置避光处7天待用。用时先擦净宫颈分泌物，然后将带尾线消毒棉球浸湿本药后贴于宫颈表面，尾线留在阴道口，24小时后患者自行取出，隔日1次。月经期停用，禁止性生活。

【功效主治】活血祛寒，通经活络。主治慢性宫颈炎。

炉甘石人中白散

【组成】炉甘石、人中白各90g，黄柏70g，西瓜霜、甘草各30g，石膏15g，青黛9g，青果核6g，冰片、黄连、硼砂各1g。

【制法用法】上药共研细末，先清除子宫颈上黏液，将药粉喷于子宫颈糜烂处。每日1次，10次为1个疗程。治疗期禁止性生活。

【功效主治】解毒，收湿止痒敛疮。主治慢性宫颈炎。

白矾红丹丸

【组成】白矾 60g，红丹 46g，雄黄、钟乳石各 15g，儿茶 10g，乳香、没药各 9g，血竭 7.5g，蛇床子 6g，硼砂 3g，硇砂、冰片各 1.5g。

【制法用法】上药研末混匀加温开水调制成 1g 重药丸。每日 1 粒，塞入宫颈处，15 天换 1 次。

【功效主治】燥湿，祛痰，解毒。主治慢性宫颈炎。

白矾五倍子金银花散

【组成】白矾、五倍子、金银花、儿茶、甘草各等量。

【制法用法】将上药干燥后，粉碎过 100 目筛，放入消毒瓶内随用随取。上药前用干棉球清擦阴道及宫颈，再用带线棉球蘸上药粉放在糜烂面上，24 小时后将棉球取出。每隔 2 天换药 1 次。

【功效主治】燥湿，祛痰，清热解毒。主治宫颈炎。

黄柏儿茶散

【组成】黄柏、儿茶各 20g，苦参、丹参、血竭、蛇床子、青黛各 15g，雄黄、硇砂、冰片各 3g。

【制法用法】药研细末用 1‰高锰酸钾溶液冲洗阴道，再用带线棉球蘸药粉 1g，塞入宫颈处。隔日上药 1 次，5 次为 1 个疗程。

【功效主治】清热燥湿，泻火解毒。主治中、重度慢性宫颈炎。

桉叶淀粉糊

【组成】鲜桉叶 5000g，淀粉 300g。

【制法用法】上药用水煎 2 小时去渣滤液再浓缩成糊状，待温时加入淀粉搅匀，制成直径 2.5cm 椭圆形药丸 300 粒。每晚临睡前取药 1 粒，加温水少许湿润，塞入宫颈处。隔日换 1 次，4 次为 1 个疗程。

【功效主治】杀菌，清热，解毒。主治宫颈炎。

乳香白矾儿茶散

【组成】乳香 150g，白矾、儿茶各 100g，没药、冰片、黄柏各 50g。

【制法用法】上诸药研制成粉剂。用 1∶5000 呋喃西林棉球拭净宫颈及阴道分泌物，将上药粉喷于子宫颈糜烂面。1 周 2 次，治疗期间禁止性生活。

【功效主治】活血行气，通经止痛，消肿生肌。主治宫颈炎。

败酱草泽泻粉

【组成】败酱草 20g，泽泻 12g，生地黄、黄芪、黄柏、栀子、木通、车前子各 9g，当归、柴胡、龙胆草各 6g。

【制法用法】上药研细末，用温开水冲洗阴道后，取药粉 30g，用喷粉器直接喷至宫颈处。每日 1 次。

【功效主治】清热解毒，消痈排脓，活血行瘀。主治慢性宫颈炎。

青黛延胡索粉

【组成】青黛、延胡索各 200g，黄连、血竭各 78g，海螵蛸、桔梗各 75g，儿茶 60g，冰片 21g，煅龙骨 18g。

【制法用法】共研细末。清洁阴道后喷于宫颈糜烂面上，每日 1 次，10 次为 1 个疗程。

【功效主治】清热解毒，凉血止血，清肝泻火。主治慢性宫颈炎。

白矾猪胆汁粉

【组成】白矾、猪胆汁各 20g。

【制法用法】白矾研末，与胆汁混匀，烘干后共研成粉，用窥阴器扩开阴道，以 1% 苯扎溴铵（新洁尔灭）拭净阴道分泌物，再用带线棉球蘸药粉塞入宫颈处。隔日换药 1 次。

【功效主治】清热解毒、祛痰止血。主治宫颈炎。

白及地榆膏

【组成】白及 100g，地榆粉 50g，熟白矾 25g。

【制法用法】白及加水浓煎，去渣取液浓缩成 100ml，加入药粉中调成糊状。每次用 3~5g 涂敷宫颈处，隔日 1 次。

【功效主治】收敛止血，消肿生肌。主治慢性宫颈炎。

土茯苓煅龙骨粉

【组成】土茯苓、煅龙骨、苦参、黄芩、黄柏、大黄各 20g，紫草 10g，冰片 6g，黄连 5g。

【制法用法】上药研细末，每取 2g，用喷粉器喷洒至宫颈处。每日 1 次，10 次为 1 个疗程。

【功效主治】清热泄浊解毒。主治慢性宫颈炎。

煅月石雄黄粉

【组成】煅月石 90g，雄黄 18g，轻粉 9g，冰片 6g，麝香 1g。

【制法用法】上药研末混匀，用温开水冲洗阴道后，再用带线棉球蘸药粉 1g，塞入阴道后穹窿处。每日换药 1 次。

【功效主治】燥湿祛痰，杀虫解毒。主治轻、中度宫颈炎。

苦参蛇床子粉

【组成】苦参 200g，蛇床子 150g，黄柏、地肤子、白矾、五倍子、土茯苓、艾叶各 120g，花椒 60g，黄连 40g。

【制法用法】上药研细末，加水浓煎，取液冲洗阴道及宫颈。每日换药 1 次。

【功效主治】清热燥湿，温肾壮阳。主治慢性宫颈炎。

川二黄方

【组成】川黄柏、川黄连各 30g，乳香、没药、炉甘石各 15g，青黛 9g，孩儿茶 3g，冰片 1.5g。

【制法用法】将上药共研为细末，装瓶备用。先以 0.02% 呋喃西林溶液冲洗外阴及阴道，再用阴道窥器撑开阴道，暴露宫颈，拭净宫颈及阴道内分泌物，用棉签蘸药粉涂于宫颈糜烂面。每日用药 1 次，10 天为 1 个疗程，经期忌用，用药期间禁止性生活。

【功效主治】清热燥湿，泻火解毒。主治宫颈糜烂。

白及五倍子儿茶白矾方

【组成】白及、五倍子、儿茶、白矾各 10g，冰片 4g。

【制法用法】上药研细末，用温开水冲洗阴道后，再用带线棉球蘸药粉塞入宫颈处，每日换药 1 次，7 次为 1 个疗程，用药期禁房事，经期停药。

【功效主治】止血，解毒，消肿生肌。主治宫颈糜烂。

乳香没药粉

【组成】乳香、没药各 10g，冰片 5g，硇砂 4g。

【制法用法】共研细末，过细筛混合后入大口瓶中，用紫外线照射 45 分钟，用 1 周后再照射 1 次。用时常规妇科检查消毒，将药末适量上于病变部位。隔日上药 1 次，炎症好转后 3 日上药 1 次，10 次为 1 个疗程。

【功效主治】活血行气，通经止痛，消肿生肌。主治子宫颈糜烂。

人参蛤蚧粉

【组成】人参粉 5g，蛤蚧粉各 2g，黄连素、乳香、没药、儿茶各 0.2g，冰片 0.1g。

【制法用法】上药研末混匀，装 0.5g 胶囊中，用 1‰苯扎溴铵溶液冲洗阴道后，取胶囊 2 粒，塞入阴道后穹窿部。隔日 1 次，4 次为 1 个疗程。严禁口服。

【功效主治】补元气，活血止痛，止血生肌，收湿敛疮。主治宫颈糜烂。

重楼血竭栓剂

【组成】重楼 20g，血竭 10g，牛黄、蛇胆、蟾酥、麝香各 0.1g。

【制法用法】上药研末混匀，加紫草膏（紫草油炸过滤）制成栓剂，局部消毒后，取药栓 1 粒塞入宫颈创面，每日 1 次，5 次 1 个疗程，每疗程间隔 5 天。

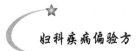

【功效主治】散瘀定痛，止血，生肌敛疮。主治中、重度宫颈糜烂。

蒲公英方

【组成】蒲公英 60g。

【制法用法】将竹管一节（长 7~10cm，口径 2~3cm，一端开口，一端闭塞），浸于蒲公英药液中，待煮沸后倒掉管内液体，拔吸在宫颈糜烂处。每日 1 次，7 天为 1 个疗程（后 3 日可隔日 1 次）。

【功效主治】清热解毒，消痈散结。主治子宫颈糜烂。

生半夏粉

【组成】生半夏 10g。

【制法用法】焙干研末，用消毒棉球擦净宫颈分泌物后，再用带线棉球蘸药粉 1g 紧贴宫颈创面。3 天上药 1 次，8 次为 1 个疗程。若不慎将药粉误擦至阴道壁，须用生理盐水棉球擦净以免起水疱。

【功效主治】燥湿化痰，消痞散结。主治宫颈糜烂。

牛角紫草粉

【组成】牛角、紫草各 10g，冰片 2g。

【制法用法】将牛角烧灰存性和余药研末混匀，高温灭菌，用过氧化氢溶液棉球拭净宫颈分泌物，以带线棉球蘸药粉贴敷宫颈创面。每日换 1 次，症状缓解后隔日 1 次，10 次为 1 个疗程。

【功效主治】清热，解毒，凉血，定惊。主治宫颈糜烂。

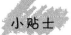

宫颈炎饮食原则

通过饮食恢复健康，必须要了解宫颈炎饮食原则。宫颈炎饮食原则是：

1.感染、溃疡宜吃荠菜、螺蛳、泥鳅、鲥鱼、金针菜、油菜、绿豆、赤豆、马兰头。

2.瘙痒宜吃苋菜、白菜、芥菜、紫菜。

3.宜食凉血解毒食物。如绿豆、粳米、黄瓜、苦瓜、马齿苋、绿茶等。

第三节 功能失调性子宫出血

功能失调性子宫出血简称"功血"，是一种常见的妇科病，主要由于内分泌失调引起月经不正常，属中医学"崩漏"范畴。临床主要表现为不规律的子宫出血，月经周期紊乱，月经周期的间隔可长可短，短的几天流血1次，长的可间隔几个月；月经来潮以后，经期有的绵延不停，有的时间缩短，或者停停来来；经量可多可少，多时如水冲，甚至出现严重贫血，病人卧床不起等。

功能失调性子宫出血辨证分型

1.肝肾阴虚

青春期少女初潮后阴道不规则出血，状如崩漏，经色红，头晕耳鸣，腰酸膝软，颧红咽干。舌红，脉细数。

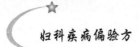

2.脾肾阳虚

青春期少女阴道出血量多如崩，继而淋漓不净，色淡清稀，面色㿠白，腰酸头晕，四肢不暖。舌淡胖，脉沉细无力。

3.血热妄行

少女阴道突然大量下血持续不止或淋漓不净，色深红，腹痛拒按，头晕面赤，口干多饮水。苔黄，舌红，脉滑数。

4.气阴两虚

少女阴道下血如崩，色鲜红，头晕乏力，口干便秘。舌红或光剥，脉细弱无力。

一、中药内服偏验方

枸杞子墨旱莲山茱萸方

【组成】枸杞子、墨旱莲、山茱萸各15g，杜仲、阿胶(烊化)、牡丹皮、莲子心、乌贼骨各10g，甘草5g。

【制法用法】水煎服。每日1剂，分2次或3次内服。

【功效主治】补益肝肾，凉血止血。主治青春期功能失调性子宫出血。

云苓三七粉方

【组成】云苓15g，三七粉（分冲）3g，黄芩10g，黄柏、炙甘草各6g，升麻4g。

【制法用法】水煎服。每日1剂，分2次或3次内服。

【功效主治】健脾，凉血止血，定痛。主治青春期功能失调性子宫出血。

生地黄地骨皮方

【组成】生地黄、地骨皮、制女贞子、墨旱莲、鹿衔草、怀山药各 15g，山茱萸、炒黄芩、炒黄柏各 10g。

【制法用法】水煎服。每日 1 剂，水煎分早、晚 2 次温服。若出血量多，每日 2 剂频服。

【功效主治】清热泻火，凉血止血。主治青春期功能失调性子宫出血。

党参山药方

【组成】党参、山药、女贞子、墨旱莲各 15g，炒白术、芡实、莲子各 10g。

【制法用法】上药水煎服。均每日 1 剂。

【功效主治】健脾补肾，凉血止血。主治功能失调性子宫出血。

女贞子墨旱莲方

【组成】女贞子、墨旱莲、党参、炙黄芪各 7.5g，仙鹤草、鹿衔草、生地榆各 15g。

【制法用法】上药水煎服。每日 1 剂。

【功效主治】补益肝肾，清虚热，止血。主治青春期功能失调性子宫出血。

熟地黄枸杞子方

【组成】熟地黄、枸杞子各 15g，白芍、酸枣仁各 7.5g，地黄炭（血止后停用）4.5g。

【制法用法】水煎服。每日1剂，分2次服。

【功效主治】补血滋阴，益精填髓，宁心安神，止血。主治功能失调性子宫出血。

红参五味子方

【组成】红参、五味子各10g，炙升麻、巴戟天、地榆炭、马齿苋各20g。

【制法用法】水煎服。每日1剂，7日为1个疗程。

【功效主治】益气摄血、凉血止血。主治青春期功能失调性子宫出血。

党参炒白术方

【组成】党参、炒白术、黄芪、川断、桑寄生、山药各15g，炙甘草、炒杜仲各10g，砂仁4.5g。

【制法用法】水煎服。每日1剂，月经来潮开始，用7日。

【功效主治】调血脉，止崩漏，补肝肾，益气健脾。主治功能失调性子宫出血。

生白芍乌贼骨方

【组成】生白芍、乌贼骨各12g，茜草10g，棕榈炭9g，五倍子（分冲）1.5g。

【制法用法】水煎服。每日1剂，5日为1个疗程。

【功效主治】养血调经，凉血止血。主治青春期功能失调性子宫出血。

海螵蛸方

【组成】海螵蛸 20g，炒白术、熟地黄、续断、菟丝子、阿胶各 15g，茜草、白芍各 12g。

【制法用法】将上药水煎 3 次后合并药液。分早、中、晚内服，每日 1 剂，1 个月为 1 个疗程。

【功效主治】收敛止血，补肾固精。主治青春期功能失调性子宫出血。

熟地黄川续断方

【组成】熟地黄、川续断、杜仲、炒白术、菟丝子、巴戟天、枸杞子、肉苁蓉、陈皮各 10g，当归 6g。

【制法用法】水煎服。每日 1 剂，用至下次月经至。

【功效主治】补肝肾，强筋骨，调血脉，止崩漏。主治功能失调性子宫出血。

山茱萸熟地黄方

【组成】山茱萸、熟地黄、煅牡蛎、海螵蛸、当归各 15g，阿胶、香附、炙甘草各 6g。

【制法用法】水煎服。每日 1 剂，7 日为 1 个疗程。

【功效主治】补血滋阴，益精填髓，收敛止血。主治青春期功能失调性子宫出血。

黄芪贯众炭汤

【组成】黄芪、贯众炭各 15g，熟地黄、益母草各 7.5g，当归、白芍、三七（另冲）各 5g。

【制法用法】水煎服。每日1剂。每次月经来潮3天后开始服，连服3~6天。

【功效主治】益气补血，止血生肌。主治功能失调性子宫出血。

熟地黄白芍党参汤

【组成】熟地黄、白芍、党参、山茱萸、菟丝子、肉苁蓉各15g，白术、当归各10g，陈皮、炙甘草各6g。

【制法用法】水煎服。每日1剂，分2次服。1个月经周期服7剂为1个疗程。

【功效主治】健脾补肾，益气养血。主治更年期功能失调性子宫出血。

贯众炭枳壳墨旱莲汤

【组成】贯众炭、枳壳、墨旱莲各15g，党参、白术各12g，升麻、荆芥炭各6g，甘草、三七粉（冲服）各3g。

【制法用法】水煎服。每日1剂，分2次服。

【功效主治】清热解毒，凉血止血。主治青春期功能失调性子宫出血。

黄芪山药方

【组成】黄芪、山药各15g，炒杜仲、生地黄、熟地黄、煅龙骨、煅牡蛎各7.5g，党参、白芍、海螵蛸各6g，柴胡、陈皮各3g。

【制法用法】水煎服。每日1剂，分2次服。6剂为1个疗程。

【功效主治】健脾益气，止血生肌。主治功能失调性子宫出血。

煅龙骨牡蛎汤

【组成】煅龙骨、煅牡蛎各 25g，黄芪、续断、生地黄、海螵蛸各 20g，白术 15g，茜草 10g。

【制法用法】水煎服。每日 1 剂，分 2 次服，血止 2 天后停药。

【功效主治】收敛止血，固精止带，收湿敛疮。主治功能失调性子宫出血。

山茱萸苎麻根汤

【组成】山茱萸、苎麻根（先煎）各 15g，补骨脂、赤石脂、海螵蛸、阿胶珠、茜草根各 6g，荆芥炭 3g。

【制法用法】水煎服。每日 1 剂，每日服 2 次。5 剂为 1 个疗程。

【功效主治】清热止血，散瘀，补肝肾。主治上环后子宫出血。

白头翁地榆炭方

【组成】白头翁 30g，地榆炭、白糖各 20g，白茅根、棕榈炭各 10g，血余炭 3g。

【制法用法】水煎服。每日 1 剂，每日服 2 次，5 剂为 1 个疗程。

【功效主治】清热解毒，凉血止血，燥湿杀虫。主治功能失调性子宫出血。

龟甲鹿角霜山药方

【组成】龟甲、鹿角霜、山药各 15g，枸杞子、石莲、菟丝子、覆盆子、山茱萸、熟地黄、续断各9g。

【制法用法】水煎服。每日 1 剂，每日服 2 次。

【功效主治】滋阴潜阳，益肾强骨，养血补心。主治功能失调性子宫出血。

女贞子牡丹皮生地黄方

【组成】女贞子、牡丹皮、生地黄各 15g，墨旱莲、当归、蒲黄炭、侧柏炭各 10g，丹参、香附、黄柏炭各 6g。

【制法用法】上药为末，炼蜜为丸，每丸重 10g。每日 3 次，每次 1 丸。

【功效主治】补益肝肾，清热止血。主治功能失调性子宫出血。

黄芪龙骨汤

【组成】黄芪、龙骨、牡蛎、海螵蛸各 15g，仙鹤草、侧柏叶、山茱萸、熟地黄各 10g，白芍、茜草、五倍子各 5g。

【制法用法】水煎服。每日 1 剂，每日服 3 次。

【功效主治】收敛止血，收湿敛疮。主治功能失调性子宫出血。

益母草墨旱莲汤

【组成】益母草、墨旱莲、生地黄炭、藕节各 15g，茜草 6g，炒红花 5g。

【制法用法】水煎服。每日 1 剂，分 2 次服。出血期连服 5 剂为 1 个疗程。

【功效主治】活血祛瘀，调经止血。主治子宫内膜息肉及放环后子宫出血。

续断紫河车方

【组成】续断、紫河车、杜仲、桑寄生各15g，何首乌、山药、当归、茯苓、艾叶各12g，车前子3g。

【制法用法】水煎2次。取液浓缩，加糖适量，制成浸膏。每次服3~5g，每日3次。

【功效主治】补肝肾，强筋骨，调血脉，止崩漏。主治无排卵性子宫出血。

党参黄芪海螵蛸汤

【组成】党参、黄芪、海螵蛸各15g，白术、棕榈炭、续断各7.5g，阿胶、当归各6g。

【制法用法】水煎服。每日1剂，分2次服用。

【功效主治】调血脉，益气健脾，补血止血。主治功能失调性子宫出血。

二、食疗偏方

生地黄粳米粥

【组成】粳米60g，生地黄25g。

【制法用法】先将生地黄水煎取汁，备用。粳米洗净，加水煮为稀粥，兑入药汁，再稍煮即成。每日1剂，分2次服用。

【功效主治】调经止血。适用于功能失调性子宫出血。

黄芪粳米粥

【组成】粳米100g，黄芪60g。

【制法用法】先将黄芪水煎去渣，再入粳米煮粥食用。每日 1 剂，分 2 次服。

【功效主治】补中益气。适用于脾虚型功能失调性子宫出血。

猪皮大枣汤

【组成】鲜猪皮 300g，大枣 150g，冰糖 30g。

【制法用法】先将猪皮去毛洗净，加水煮烂，待汤黏稠时，再将煮烂的大枣连汤（汤不宜多）同冰糖一起加入猪皮汤内，烧开煮透即成。每剂分 3 天食完，每天服 2 次。

【功效主治】补中益气。适用于功能失调性子宫出血。

豆腐陈醋汤

【组成】豆腐 250g，陈醋 120g，红糖适量。

【制法用法】糖用陈醋溶化后煮豆腐（切碎），文火煮 30 分钟即成。每日 2 次饭前吃。

【功效主治】活血止血。适用于功能失调性子宫出血。

人参粳米粥

【组成】粳米 100g，冰糖 10g，人参 3g。

【制法用法】将人参研为细末，与冰糖一同兑入粳米粥内，稍煮即成。每日 1 剂，早晚分食。

【功效主治】健脾益气，养血生津。适用于脾虚型功能失调性子宫出血。

麦麸百草霜饼

【组成】麦麸 1000g，百草霜 60g，红糖 250g。

【制法用法】以上三味加开水和在一起，做成 100g 重的饼蒸熟。每日早晚空腹服 1 个。

【功效主治】止血。适用于功能失调性子宫出血。

白茅根老丝瓜粥

【组成】粳米 60g，白茅根 15g，老丝瓜 9g。

【制法用法】将白茅根、老丝瓜水煎去渣，再入粳米煮粥食用。每日 1 剂。

【功效主治】清热除烦，凉血止血。适用于功能失调性子宫出血。

益母草香附鸡蛋汤

【组成】益母草 50g，香附 15g，鸡蛋 2 枚。

【制法用法】加水同煮，待蛋熟后去壳再煮片刻，去渣，吃蛋喝汤。每日 1 次，连服 4~5 天。

【功效主治】凉血止血。适用于功能失调性子宫出血。

柿饼酒

【组成】柿饼 60g，黄酒适量。

【制法用法】柿饼用砂锅焙干（不要焙焦），研末。黄酒为引冲服。

【功效主治】清热止血。适用于功能失调性子宫出血。

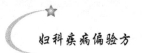

山药粳米粥

【组成】粳米 120g，干山药片 60g。

【制法用法】按常法煮粥食用。每日 1 剂，分 2 次食。

【功效主治】补中益气，固摄冲任。适用于脾虚型功能失调性子宫出血。

黄芪粥

【组成】黄芪 30g，大米 100g。

【制法用法】黄芪洗净，煎煮，去渣取汁，与大米一同煮粥。每日 1 剂，空腹食用。

【功效主治】补虚益气，固摄冲任。适用于气虚型功能失调性子宫出血。

阿胶糯米粥

【组成】阿胶 20~30g，糯米 100g，红糖 15g。

【制法用法】糯米洗净，入锅加清水煮成粥，再加入捣碎的阿胶粒，边煮边搅均匀，加红糖服食。每日 1 剂，连服 3~4 日。

【功效主治】滋阴补虚，养血止血。适用于阴虚血少型功能失调性子宫出血。

木耳大枣粥

【组成】木耳 5g，大枣 5 枚，大米 100g，冰糖适量。

【制法用法】木耳放至温水中浸泡，待发后择去蒂，除去杂质，撕碎。把淘洗净的大米、大枣与木耳一同放入锅中，加适量清水，先以武火煮沸，再改用文火煮烂成粥，加入冰糖溶化即成。每日 1 剂。

【功效主治】滋阴润肺，补脾和胃。适用于脾虚型功能失调性子宫出血。

荠菜汤

【组成】荠菜 150g，精盐、香油各适量。

【制法用法】荠菜洗净切段。清水 300ml，烧开后下入荠菜，煮熟，加精盐，淋入香油即成。每日 1 剂，连服 3~5 天。

【功效主治】清热，凉血，止血。适用于功能失调性子宫出血、产后子宫出血等症。

乌鸡丝瓜汤

【组成】乌鸡半只，丝瓜 1 条，姜、精盐、料酒各适量。

【制法用法】乌鸡洗净后去内脏，一分为二，切块。丝瓜洗净切块。两者加水共煮，入姜、料酒，武火煮沸后，文火慢煲至熟烂，加入精盐调味即可。每日 1 剂，宜常服。

【功效主治】补益气血。适用于体虚血弱型无排卵型功能失调性子宫出血。

红枣莲藕羹

【组成】红枣 10 枚，鲜莲藕半节，大米 200g，红糖适量。

【制法用法】将鲜莲藕洗净后去皮，切粒。红枣去核。大米淘洗干净。砂锅中放入适量清水，投入红枣、大米、莲藕粒，先以武火煮沸，然后以文火熬煮，一直到米稠枣软，加红糖调味即可。每日 1 剂，宜常食。

【功效主治】养血调经。适用于青春期无排卵型功能失调性

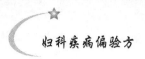

子宫出血。

荔枝干炖莲子

【组成】荔枝干 20 粒，莲子 60g。

【制法用法】将荔枝干去壳、核，把莲子去芯，洗净后放在陶瓷罐内加水 500ml，上蒸笼用中火蒸熟即可服用。每日 1 剂。

【功效主治】补血健脾。适用于脾虚型功能失调性子宫出血。

冰糖莲子羹

【组成】莲子 500g，冰糖 300g。

【制法用法】将莲子洗净，放至蒸碗内，倒入过滤的冰糖汁，上笼用武火蒸 10 分钟即可。每日 1 剂，宜常服。

【功效主治】补脾养血，调经。适用于无排卵型功能失调性子宫出血。

乌梅红糖饮

【组成】乌梅 9g，红糖适量。

【制法用法】将乌梅、红糖洗净，加清水 2000ml，煎至 500ml，去渣饮用。每日 2 次，温热饮服。

【功效主治】收敛，止血。适用于无排卵型功能失调性子宫出血。

荷花茶

【组成】干荷花 10g，绿茶 3g。

【制法用法】将荷花、绿茶用滚开水 300ml 浸泡 15 分钟即可代茶饮。

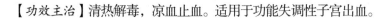

【功效主治】清热解毒，凉血止血。适用于功能失调性子宫出血。

玉米须炖瘦肉

【组成】玉米须30g，猪瘦肉120g，精盐、鸡精各适量。

【制法用法】将瘦肉切块，与玉米须一起放入陶罐内，加水500ml，上蒸笼加盖清蒸至肉熟，加精盐、鸡精，趁热服用。佐餐食用。

【功效主治】凉血止血，补肾滋阴。适用于功能失调性子宫出血。

饴糖鸡

【组成】母鸡1只，饴糖100g，生地黄30g，姜、葱、精盐各适量。

【制法用法】将母鸡去毛后除内脏，洗净。把生地黄、姜、葱、精盐放入鸡腹，再灌入饴糖，缝合切口，鸡脯朝上放入锅内，加水适量。将锅置武火上烧沸，后转至文火炖熬至肉熟即成。佐餐食用。

【功效主治】养阴清热，调经止血。适用于功能失调性子宫出血。

香菇蒸蚌肉

【组成】香菇20个，蚌3个，葱2根，生姜15g，精盐、米酒、淀粉各适量。

【制法用法】香菇剪去蒂，清水浸泡发大，洗净，切丝。鲜蚌洗净，取肉。生姜去皮，洗净，榨汁。葱去须，洗净。用生姜汁、食盐、淀粉、米酒拌蚌肉后，加入香菇丝、葱粒，文火隔水蒸熟即可。佐餐食用。

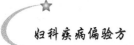

【功效主治】滋阴养血，调经止血。适用于功能失调性子宫出血。

鸭心荠菜

【组成】鸭心150g，荠菜150g，葱花、蒜末、精盐、鸡精、料酒、酱油、色拉油各适量。

【制法用法】鸭心洗净，切成片。荠菜洗净，切成小段，在开水中焯一下，捞出放入盘中。将锅置火上，倒入色拉油，烧热，下入葱花、蒜末炒出香味，加入鸭心片，烹入料酒、酱油炒熟，再放入荠菜、鸡精稍炒即成。佐餐食用。

【功效主治】凉血止血，清热利尿。适用于血热型功能失调性子宫出血。

双菇菠菜

【组成】菠菜300g，水发香菇50g，鲜蘑菇50g，精盐、鸡精、白糖、料酒、植物油各适量。

【制法用法】菠菜择洗干净，从中间拦腰切成两段，再把根部纵向剖开。把香菇、蘑菇洗净，切成均匀的片状。锅置旺火上，注油烧至七成热，把菠菜根、香菇和蘑菇入锅略炒，加入菠菜叶，放入精盐、白糖、鸡精，快速煸炒至断生，淋入料酒，出锅装盘即可。佐餐食用。

【功效主治】养血补气，开胃助食。适用于功能失调性子宫出血、食欲不振、贫血等症。

木耳卷心菜

【组成】卷心菜150g，水发木耳25g，精盐、鸡精、酱油、醋、白糖、香油、水淀粉、花生油各适量。

【制法用法】木耳洗净去掉杂质后，挤干水分，撕成小片。卷心菜洗净去掉老叶后撕成小片，控干水分。锅内注油，烧至七成热，放入木耳、卷心菜煸炒，加入酱油、精盐、鸡精、白糖，待烧开，加入水淀粉勾芡，加入醋、淋上香油后出锅装盘。佐餐食用。

【功效主治】凉血止血，润肺益胃。适用于功能失调性子宫出血的辅助治疗。

糖醋煮豆腐

【组成】豆腐250g，陈醋120g，红糖适量。

【制法用法】豆腐切碎，将红糖用陈醋溶化后与豆腐同炖，文火炖30分钟即成。每日2次，饭前服用，且忌辛辣刺激性食物。佐餐食用。

【功效主治】活血止血。治疗功能失调性子宫出血。

小贴士

功能失调性子宫出血饮食原则

1. 功能失调性子宫出血属实热者

饮食以清淡易消化为好，应多食绿叶菜和有止血作用的食物，如荠菜、黄花菜、莲藕、芹菜、木耳等，以及胡萝卜、番茄、百合、瓜果等富含维生素和清热安神食物；忌滋腻、温补性食物及辛辣刺激物和调味品。

2. 功能失调性子宫出血属虚者

可多食具有滋补阴血作用的食物，如山羊肉、乌鸡、桂圆、红枣、枸杞子等。

3. 虚热型功能失调性子宫出血者

宜清补，宜食甲鱼、墨鱼、鳖肉、带鱼、淡菜、鸭肉、蛋类、鱼类、瘦肉、银耳等。

4. 脾虚型功能失调性子宫出血者

宜多食固涩滋补食物，如扁豆、韭菜、山药、白木耳、黑木耳、黄花鱼、猪肚、猪腰、荔枝等。

5. 虚寒型功能失调性子宫出血者

忌食生冷瓜果、寒凉青菜、冰凉冷饮等。

第四节　盆腔炎

盆腔炎是指女性盆腔生殖器官、子宫周围的结缔组织及盆腔腹膜的炎症。慢性盆腔炎症往往是急性期治疗不彻底迁延而来，其发病时间长，病情较顽固。细菌逆行感染，通过子宫、输卵管而到达盆腔。但在现实生活中，并不是所有的妇女都会患上盆腔炎，发病只是少数。这是因为女性生殖系统有自然的防御功能，在正常情况下，能抵御细菌的入侵，只有当机体的抵抗力下降，或由于其他原因使女性的自然防御功能遭到破坏时，才会导致盆腔炎的发生。

盆腔炎辨证分型

盆腔炎可以分成热毒型、湿热型、湿热瘀滞型、瘀血阻滞型和冲任虚寒型五类。

1. 热毒型

女性常有高热、寒战、头疼、小腹疼痛等症状；舌苔发黄，舌质红；脉象滑数或弦数；白带量多如脓，发出恶臭味；尿液呈黄色，兼有便秘。

2. 湿热型

女性常有低热，小腹疼痛灼热感；舌质红、苔黄腻，脉滑数；口干不欲饮；带下量多色黄质稠，或赤黄相兼。

3. 湿热瘀滞型

女性常有小腹胀痛，口苦口干的症状；舌黯红，苔黄或白，脉弦或弦数；带下黄而稠，小便混浊，大便干结。

4. 瘀血阻滞型

女性下腹持续疼痛拒按，或经行不畅，或量多有块；舌紫黯，或有瘀斑瘀点，苔薄，脉沉弦或涩。

5. 冲任虚寒型

女性小腹冷痛，喜暖喜按，畏寒肢冷；舌质淡，苔薄白，脉沉细；带下量多色白质稀。

一、中药内服偏验方

金银花菟丝子方

【组成】金银花、菟丝子各15g，生栀子、赤芍、桃仁、薏苡仁、延胡索各6g，牡丹皮、川楝子各4.5g。

【制法用法】水煎服。每日1剂，分2次服。

【功效主治】清热解毒，活血化瘀，补肾益精。主治急性盆腔炎。

金银花红藤方

【组成】金银花、红藤各15g，栀子、桃仁各12g，牡丹皮、延胡索、川楝子各9g，赤芍、乳香、没药、甘草各6g。

【制法用法】加水煎沸15分钟，过滤取液，渣再加水煎20分钟，滤过去渣，两次滤液兑匀。每日1剂，分早晚2次服。

【功效主治】败毒消痈，活血通络。主治急性盆腔炎。

当归白芍方

【组成】当归、白芍、香附、橘核、荔枝核、小茴香、胡芦巴、白术各9g，川芎6g，木香3g。

【制法用法】水煎服。每日1剂，分2次服。

【功效主治】行气活血，止痛。主治慢性盆腔炎。

桃仁延胡索方

【组成】桃仁、延胡索各12g，三棱、莪术、丹参、赤芍、牡丹皮各9g，炙乳香、炙没药各6g。

【制法用法】水煎服。每日1剂，分2次服。

【功效主治】活血散瘀，理气止痛。主治急性盆腔炎。

赤白芍汤

【组成】赤芍、白芍、白术各15g，醋柴胡、香附、枳壳、没药各10g，炙甘草6g。

【制法用法】水煎服。每日1剂，分2次服。

【功效主治】清热凉血，活血祛瘀。主治慢性盆腔炎。

生地黄蒲公英方

【组成】生地黄、蒲公英各15g，赤芍12g，当归、柴胡各10g。

【制法用法】水煎服。每日1剂，分2次服。

【功效主治】清热凉血，活血。主治急性盆腔腹膜及结缔组织炎。

金银花蒲公英汤

【组成】金银花、蒲公英、连翘、红藤、紫花地丁、赤芍各15g，桃仁、延胡索各10g，生甘草6g。

【制法用法】水煎服。每日1剂，分2次服。

【功效主治】清热解毒，消痈散结，活血化瘀。主治急性盆腔炎。

金银花连翘汤

【组成】金银花、连翘、赤芍、牡丹皮、红藤、败酱草各15g，三棱、莪术、川牛膝各10g。

【制法用法】水煎服。每日1剂，分2次服。

【功效主治】清热解毒，消肿散结，活血化瘀。主治慢性盆腔炎。

二黄汤

【组成】黄芩、黄柏、赤芍、当归各15g，黄连、虎杖、香附、三棱各 10g，甘草 6g。

【制法用法】水煎服。每日 1 剂，分 3 次服。20 天为 1 个疗程。

【功效主治】清热泻火，燥湿解毒，止血。主治慢性盆腔炎。

赤芍延胡索汤

【组成】赤芍、延胡索、川楝子、三棱、莪术各 15g，香附 10g。

【制法用法】上药共为细粉，按比例炼蜜为丸，每丸重 10g。每次服 1 丸，每日 2 次，1 个月为 1 个疗程。

【功效主治】疏肝泄热，行气止痛。主治慢性盆腔炎。

丹参延胡索汤

【组成】丹参、延胡索各 15g，赤芍 12g，三棱、香附、乌药各 10g，甘草 6g。

【制法用法】水煎服。每日 1 剂。12 天为 1 个疗程。

【功效主治】祛瘀止痛，活血通经，清心除烦。主治盆腔炎。

败酱草车前草方

【组成】败酱草、车前草各 15g，金银花、连翘、赤芍、延胡索、川楝子各 10g。

【制法用法】水煎服。每日 1 剂，分 2 次服。

【功效主治】清热解毒，消痈排脓，行气活血。主治盆腔炎。

金银花连翘方

【组成】金银花、连翘、牡丹皮、红藤、败酱草、赤芍各 15g，延胡索 10g，生甘草 6g。

【制法用法】水煎服。每日 1 剂，分 2 次服。

【功效主治】清热解毒，凉血活血。主治急性盆腔炎。

蒲公英丹参方

【组成】蒲公英、丹参、败酱草、鱼腥草（后下）、薏苡仁各 15g，黄柏、山楂各 7.5g。

【制法用法】水煎服。每日 1 剂，分 2 次服，连服 20 日为 1 个疗程。

【功效主治】清热解毒，活血通经。主治慢性盆腔炎。

生地黄蒲公英方

【组成】生地黄、蒲公英、紫花地丁各 15g，黄芩、连翘、牛蒡子、当归各 10g，白芷、没药、青皮各 6g，黄连 5g。

【制法用法】水煎 2 次，取液混合。每日 1 剂，早晚分服，服药期忌食辛辣物。

【功效主治】清热解毒，凉血消肿。主治慢性盆腔炎。

二、食疗偏方

冬瓜子槐花粥

【组成】大米 150g，白糖、薏苡仁各 30g，冬瓜子 20g，槐花 10g。

【制法用法】先将槐花水煎去渣，再入薏苡仁、冬瓜子、大米煮为稀粥，加入白糖服食。每日 1 剂，分 2 次服。

【功效主治】清热利湿，消肿解毒。适用于急、慢性盆腔炎。

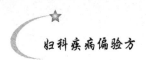

蒲公英粥

【组成】粳米 60g，蒲公英 30g，滑石（布包）20~30g，瞿麦 10g。

【制法用法】将后 3 味水煎取汁，兑入粳米粥内即成。每日 1 剂，分 2 次服。

【功效主治】清热利湿，消肿散结。适用于慢性盆腔炎。

丹参牡丹皮粥

【组成】丹参 12g，牡丹皮 10g，茴香 15g，粳米 60g。

【制法用法】将前 3 味水煎取汁，兑入粳米粥中即成。每日 1 剂，分 2 次服。

【功效主治】清热凉血，散寒止痛。适用于慢性盆腔炎。

肉桂粳米粥

【组成】肉桂 3g，粳米 100g，红糖适量。

【制法用法】将肉桂水煎取汁，与红糖一同兑入粳米粥内，稍煮即成。每日 1 剂。

【功效主治】温经散寒，利水消肿。适用于慢性盆腔炎。

核桃莲子粥

【组成】核桃仁 20g，芡实、莲子各 18g，大米 60g。

【制法用法】大米洗净，加适量清水，与其他配料一并放入锅中，煮熟成粥即可。每日 1 次。

【功效主治】补中益气、养心安神。适用于盆腔炎白带量多者。

苦菜萝卜汤

【组成】苦菜 100g，青萝卜 200g，金银花 20g，蒲公英 25g。

【制法用法】将苦菜、金银花、蒲公英洗净，萝卜洗净、切片。把这四味共煎煮，然后将苦菜、金银花、蒲公英拣出，吃萝卜喝汤。每日 1 次。

【功效主治】清热解毒。适用于湿热瘀毒型盆腔炎。

荔枝核蜜饮

【组成】荔枝核 30g，蜂蜜 20g。

【制法用法】荔枝核敲碎后放入砂锅，加水浸泡片刻，煎煮 30 分钟，去渣取汁，趁温热调入蜂蜜，搅拌均匀即可。每日 1 剂。早晚 2 次分服。

【功效主治】理气利湿，止痛。适用于各类慢性盆腔炎。

青皮红花茶

【组成】青皮 10g，红花 10g。

【制法用法】青皮晾干后切成丝，与红花同入砂锅，加水浸泡 30 分钟，煎煮 30 分钟，用洁净纱布过滤，去渣，取汁即成。可代茶饮。

【功效主治】理气活血。适用于气滞血瘀型盆腔炎。

桃仁饼

【组成】桃仁 20g，面粉 200g，麻油 30g。

【制法用法】桃仁研成极细粉，与面粉充分拌匀，加沸水 100ml 浸透后冷却，擀成长方形薄皮子，涂上麻油，卷成圆筒形，用刀切成剂子，擀成圆饼，在平底锅上烤熟即可。每日 1 次。

【功效主治】理气活血，散瘀止痛。适用于气滞血瘀型盆腔炎。

菊花草鱼

【组成】草鱼(约 1 条)500g，白菊花 20g，冬笋、火腿、菜心、葱段、姜丝、精盐、鸡精、料酒、植物油各适量。

【制法用法】草鱼收拾干净，鱼身两面划上直刀纹，入沸水烫一下去掉血污，捞起控水。将冬笋洗净，切成片。火腿切成片。菜心洗净。将控干水分的草鱼放入汤碗中，加入白菊花（一半）、葱段、姜片、精盐、料酒、少许清水，上笼蒸约 15 分钟。鱼取出，去掉葱姜、白菊花，把汤汁倒入锅中烧沸，加入笋片、火腿片、菜心，烧开后撒入鸡精，把汤汁浇到鱼身上，撒上另一半白菊花即可。佐餐食用。

【功效主治】补气，解毒清热。适用于盆腔炎的辅助治疗。

豆豉青鱼

【组成】青鱼 750g，四川豆豉 50g，葱丝、姜丝、精盐、鸡精、酱油、白糖、胡椒粉、食醋、辣椒油、水淀粉、料酒、植物油各适量。

【制法用法】青鱼收拾干净，在鱼身两面划上直刀纹，抹上酱油。炒锅置火上，注油烧热，将青鱼两面煎黄后捞出。原锅留余油，投入葱、姜、豆豉煸炒，出香味后，烹入料酒，加入精盐、白糖、鸡精、胡椒粉和 500ml 清水，煮开后下入青鱼，约炖 25 分钟。待汤汁变稠时，用水淀粉勾芡，加入食醋、辣椒油即可。佐餐食用。

【功效主治】补气养胃，化湿利水。适用于盆腔炎。

滑熘鱼片

【组成】青鱼肉 300g，冬笋 50g，水发香菇 25g，鸡蛋一个（用蛋青），葱花、香菜、精盐、鸡精、白糖、料酒、鲜汤、水淀粉、熟猪油各适量。

【制法用法】将鱼肉切成薄片，盛入碗内，加入蛋清、精盐、水淀粉拌匀备用。香菇、冬笋分别洗净切片待用。炒锅上火，倒入熟猪油烧至六成热时，逐一将鱼片轻放锅中，炸至八成熟时，捞起沥油。将冬笋、香菇下入锅中，稍炸片刻后捞起待用。锅内留少许底油，放入葱花，爆香后放入炸好的冬笋、香菇煸炒几下，再将鱼片下入锅中，加入精盐、白糖、料酒、鲜汤，煮开后加入鸡精，用水淀粉勾芡，撒入葱花，翻炒均匀即可盛盘。佐餐食用。

【功效主治】补气养胃，化湿利水。适用于盆腔炎。

荠菜炒鸡蛋

【组成】鸡蛋 4 个，鲜嫩荠菜 300g，葱、精盐、花生油各适量。

【制法用法】荠菜择去根和老叶，洗净，切成小段。葱洗净，切成末。鸡蛋打入碗内，放入精盐、葱末、荠菜段，打散搅匀成蛋糊。将锅置火上，放入花生油，烧热后倒入鸡蛋糊，摊匀成饼，用文火煎至两面金黄，盛盘即成。佐餐食用。

【功效主治】清热利尿，凉血止血。适用于盆腔炎的辅助治疗。

阿胶烫鸽蛋

【组成】鸽蛋 5 个，阿胶 30g。

【制法用法】将阿胶置碗中，加入适量清水，置于无烟火上烤化，趁热入鸽蛋和匀即成。佐餐食用。早晚分 2 次食用，可连续服用至病愈。

【功效主治】健脾补血。适用于盆腔炎。

白果豆腐

【组成】豆腐 400g，白果 12 粒，鸡蛋 1 个，鲜汤、精盐、鸡精、淀粉各适量。

【制法用法】把豆腐去硬皮，捣成泥，加鸡蛋液、精盐、鸡精、淀粉，拌成馅。拿 2 个小杯子，杯中涂植物油，放入豆腐馅，把白果插在中间，蒸 10 分钟。炒锅放油烧热，加鲜汤、鸡精、精盐，用水淀粉勾芡，浇在豆腐上。佐餐食用。

【功效主治】固精止带。适用于慢性盆腔炎、月经不调、白带过多、更年期综合征。

粉蒸萝卜

【组成】萝卜 500g，大米 100g，葱花、姜末、精盐、鸡精、香油、豆瓣酱、酱油、花椒面各适量。

【制法用法】萝卜洗净，切成粗丝，加入精盐拌匀，5 分钟后挤干水分。大米用微火炒黄后晾凉，压碎成米粉粒。豆瓣酱剁碎。萝卜丝放在盆中，加入米粉掺和均匀，加入酱油、豆瓣酱、鸡精、姜末拌匀，装盘蒸熟，淋入香油，撒上花椒面和葱花即可，佐餐食用。

【功效主治】解毒散瘀，利尿消食。适用于盆腔炎的辅助治疗。

核桃仁炒丝瓜

【组成】丝瓜 300g，鲜核桃仁 100g，植物油 500ml，高汤 120ml，精盐、鸡精、料酒、水淀粉、鸡油各适量。

【制法用法】丝瓜刮去外皮后洗净，切成滚刀块。锅置旺火上，注油烧至六成热，把丝瓜下到锅里略炸后下入核桃仁滑透，捞出丝瓜、桃仁倒入漏勺中，沥油。往锅里加入高汤、精盐、鸡精、料酒，放入丝瓜、核桃仁，用旺火烧沸，调好口味，用水淀粉勾芡，淋入鸡油，出锅装盘即可。佐餐食用。

【功效主治】清热，凉血利尿。适用于盆腔炎的辅助治疗。

三、中药外用偏验方

白芥子胆南星膏

【组成】麻油 2500ml，炒干姜 30g，红花 24g，白芥子、胆南星各 18g，肉桂 15g，红娘子、红芽大戟各 3g，麻黄、生半夏、生附子各 2g。

【制法用法】将上药用麻油炸枯去渣，然后按每 500ml 油兑入铅丹 240g，即成油膏，750ml 油兑入麝香 4g，藤黄粉 30g，摊成膏药，大膏药每张重 6g，小张重 3g。下腹部痛为主用小膏药化后贴归来、水道穴，两穴交替使用；腰痛为主，贴命门、肾俞、气海俞、阳关穴；以腰骶痛为主贴关元俞、膀胱俞、上髎、次髎穴；有炎性包块者，用大膏药贴于局部皮肤上。夏季 12 小时换药 1 次，冬季 2 天换药 1 次。逢月经停用。

【功效主治】清热解毒，活血通经，祛瘀止痛。主治慢性盆腔炎。

蒲公英红藤汤

【组成】蒲公英、红藤各30g，延胡索、栀子、香附、苍术各15g，川芎12g，神曲9g。

【制法用法】加水浓煎，取液100ml，过滤待温，保留灌肠。每日1剂，每日1次。

【功效主治】清热解毒，消痈散结。主治急性盆腔炎。

丹参地丁败酱草汤

【组成】丹参、紫花地丁、败酱草各30g，赤芍、制乳香、制没药各15g。

【制法用法】加水煎至150~200ml。每晚1次保留灌肠，10天为1个疗程。

【功效主治】清热解毒，凉血消肿。主治盆腔炎。

透骨草追地风方

【组成】透骨草、追地风、当归尾、赤芍、茜草、白芷各30g，阿魏、乳香、没药、莪术各20g，血竭、花椒各15g。

【制法用法】上药研细末，装布袋中，用清水浸湿后，隔水蒸煮30分钟，用毛巾包药袋热熨腹部痛侧15分钟。1剂药用10天，20天为1个疗程。

【功效主治】祛风除湿，舒筋活血，散瘀消肿，解毒。主治慢性盆腔炎。

小贴士

盆腔炎饮食原则

1. 多食清淡易消化食物

如赤小豆、绿豆、冬瓜、扁豆、马齿苋等。

2. 多食具有活血理气散结功效食物

如山楂、桃仁、橘核、橘皮、玫瑰花、金橘等。

3. 急性盆腔炎

应多饮水，给予半流质饮食，如米汤、藕粉、葡萄汁、苹果汁、酸梅汤等。

4. 忌食辛辣刺激性食物

如酒、浓茶、咖啡、辣椒等，否则会刺激炎症病灶，促使局部充血，加重病情。宜选用清淡饮食。

第三章　阴道炎

　　阴道是月经出血和宫颈、子宫内膜、输卵管的分泌物的排出管道，也是正常分娩时的产道。这些功能是通过阴道的收缩、扩张、分泌和吸收等多种生理特点完成的。

　　正常情况下有需氧菌及厌氧菌寄居在阴道内，形成正常的阴道菌群。任何原因将阴道与菌群之间的生态平衡打破，也可形成条件致病菌。临床上常见有：细菌性阴道炎、念珠菌性阴道炎、滴虫性阴道炎、老年性阴道炎、幼女性阴道炎。

第一节　滴虫性阴道炎

　　滴虫性阴道炎是指感染了阴道毛滴虫而引起的阴道炎症。其发病率城市和工厂集居的居民比农村散居的居民高。传播方式是通过公共厕所、浴室、脚盆、毛巾、游泳、性交或消毒不严的医疗器械等作为媒介或主要途径。本病相当于中医的"阴痒"、"虫蚀"。

滴虫性阴道炎辨证分型

1. 脾虚湿热

外阴、阴道瘙痒，带多色黄如脓，或呈泡沫状，或夹赤带，

116

神疲乏力，胸闷不舒，胃纳减少。苔薄腻，脉细弱。

2.肝经郁热

阴部瘙痒，带多如脓或夹血丝，有腥臭气味，口苦口干，苔黄，脉弦带数。

一、中药内服偏验方

草薢百部方

【组成】草薢、百部、苦参、野菊花、土茯苓各 15g，黄柏、赤芍、牡丹皮、贯众各 12g、生甘草 6g。

【制法用法】水煎服。每日 1 剂，分 2 次服。

【功效主治】清热利湿杀虫。主治滴虫性阴道炎。

苦参百部方

【组成】苦参、百部、地肤子、蛇床子各 20g，花椒 15g，生甘草 9g。

【制法用法】水煎 40 分钟，取药液 1 半内服，1 半熏洗阴道。每日 1 剂，每日 2 次。6 天 1 个疗程。

【功效主治】清热燥湿，祛风杀虫。主治滴虫性阴道炎。

马齿苋百部汤

【组成】马齿苋 15g，百部 9g。

【制法用法】水煎服。每日 1 剂，分 2 次服。

【功效主治】清热解毒，散血消肿。主治肝经湿热型滴虫性阴道炎。

龙胆草方

【组成】龙胆草 15g，黄芩、生地黄、苦参各 12g，木通、柴胡、当归、栀子、泽泻各 10g，生甘草 6g。

【制法用法】水煎服。每日 1 剂，分 2 次服。

【功效主治】清热燥湿，泻肝胆火。主治肝经湿热型滴虫性阴道炎。

芡实白薇莲子方

【组成】芡实、白薇、莲子各 20g，栀子、龙胆草、百部、柴胡、白术各 15g，黄芩 10g。

【制法用法】将上药共研细粉过筛，按制丸操作手续制丸，每丸重 4g。每日 3 次，每次服 1 丸。

【功效主治】清热益阴，利尿通淋，解毒疗疮。主治滴虫性阴道炎。

生地黄方

【组成】生地黄 12g，龙胆草、栀子、黄芩、柴胡、木通、泽泻、黄柏、黄菊花各 9g，甘草 3g。

【制法用法】水煎服。每日 1 剂，分 2 次服。

【功效主治】清热燥湿，泻肝胆火。主治肝经湿热型滴虫性阴道炎。

灯心草车前草方

【组成】灯心草、车前草、田基黄、水芹菜各 20g，甘草 6g。

【制法用法】水煎服。每日 1 剂，分 2 次服。

【功效主治】清心降火，清热利尿，凉血，解毒。主治滴虫性阴道炎。

苍术白术方

【组成】苍术、白术、茯苓各 15g，白鲜皮、苦参、百部各 12g，甘草 6g。

【制法用法】水煎服。每日 1 剂，分 2 次服。

【功效主治】燥湿健脾，祛风湿，驱虫。主治湿浊下注型滴虫性阴道炎。

二、食疗偏方

栗子粥

【组成】栗子 100g，大米 100g。

【制法用法】将栗子剥皮，洗净，与大米共煮成粥。

【功效主治】健脾和胃。适用于滴虫性阴道炎的辅助治疗。

山药乌鸡粥

【组成】山药、乌鸡膏各 30g，大米 100g，姜、精盐各适量。

【制法用法】将山药与大米加水煮粥，粥熟后加入乌鸡膏、姜、精盐，煮熟即可。空腹温热食用。

【功效主治】补肾养阴，退热止带。适用于滴虫性阴道炎。

苦瓜焖炒鸡翅

【组成】苦瓜 250g，鸡翅 4 个，豆豉 30g，蒜末、精盐、姜汁、料酒、白糖、淀粉、植物油各适量。

【制法用法】苦瓜去籽洗净，切段。鸡翅剁块后置碗中，淋入姜汁、料酒，加适量白糖、精盐、淀粉拌匀。锅置火上，注油烧热，下蒜末、豆豉炒香，放入鸡翅、苦瓜条、葱段翻炒，加入半碗清水，文火焖 30 分钟，出锅即可。

【功效主治】清热利湿，益气补虚。适用于滴虫性阴道炎。

木耳炒猪腰

【组成】猪腰 350g，水发木耳 100g，葱末、姜末、蒜蓉、酱油、醋、料酒、胡椒粉、水淀粉、食用油各适量。

【制法用法】猪腰一剖两半，撕去外皮，剔除腰臊，洗净，用刀切成麦穗状的小块，放入盐水中泡去臊味，捞出控干水分，用水淀粉拌匀。水发木耳择洗干净，撕成小朵。锅置旺火上，注油烧至八成热时，下入腰花略炸后捞出沥油。锅留余油烧热，下入葱末、姜末、蒜蓉爆香，放入腰花、木耳，煸炒，加入料酒、酱油和醋炒匀，用水淀粉勾芡，撒入少量胡椒粉炒匀，即可出锅。

【功效主治】温中，利尿。适用于滴虫性阴道炎的辅助治疗。

三、中药外用偏验方

苦参蛇床子方

【组成】苦参、蛇床子、龙胆草各 15g，生百部、黄柏、花椒、地肤子各 7.5g。

【制法用法】水煎后，取滤液，用 100ml，温度 37℃，冲洗阴道；余药液坐浴，保持身体前倾位，每次 30 分钟。月经期停用。每日 1 剂，10 日为 1 个疗程。禁辛辣厚味之品，禁房事。

【功效主治】清热燥湿，祛风杀虫。主治滴虫性阴道炎。

白矾苦参方

【组成】白矾、苦参、黄柏、鹤虱各 10g，黄连 15g，甘草 6g。

【制法用法】将上药用布包，加冷水 1.5L，浸泡 20 分钟，煎 15 分钟，趁热熏洗外阴、阴道，待温后坐浴。每次 20 分钟，每晚 1 次。

【功效主治】祛痰燥湿，解毒杀虫，止泻止血。主治滴虫性阴道炎。

木鳖子方

【组成】食醋 80ml，甘油 20ml，木鳖子 10g，冰片适量。

【制法用法】在粗制研钵内盛醋 10ml，将木鳖子由少至全量在研钵内研溶化，置有色瓶内，加入余醋、甘油及冰片，加盖密封，置沸水中加热，并行振摇即可应用。用时先以 0.1% 高锰酸钾液洗涤外阴及阴道，干棉球拭净阴道壁残余液体，以钳夹饱浸含本药液的棉球，从宫颈外口、穹窿部至阴道壁周围细致地涂药。施毕，须仰卧 10 分钟，以免药液流出，每天施药 1 次，疗程 2~4 天。亦可用浸药液棉球塞在阴道内，置 6~12 小时取出。

【功效主治】散郁火，消肿止痛，解毒杀虫。主治滴虫性阴道炎。

龙胆雄黄

【组成】龙胆、雄黄、苦参、蛇床子、白矾各 12g。

【制法用法】将上药共入砂锅内，加水 1500ml，煎至 1000ml，去渣，将药液倒入盆中，患者坐于其上，先熏后浸，每次半小时。每日 1 次。

【功效主治】清热燥湿，泻肝胆火。主治湿浊下注型滴虫性
阴道炎。

远志方

【组成】远志适量。

【制法用法】将远志研细粉，以甘油、明胶为赋形剂，制成
远志栓，每栓含生药 0.75g。用时先以妇科外用 1 号方（艾叶、
蛇床子、苦参、枳壳各 15g，白芷 9g）每晚煎水熏洗外阴，然后
将栓塞入阴道后穹窿深处，每次 1 枚。月经期停用。

【功效主治】祛痰开窍，解毒消肿。主治滴虫性阴道炎。

蛇床子方

【组成】蛇床子、鲜青蒿叶各 30g，防风 9g。

【制法用法】加入净水 2000ml，煮取 1000ml，用 800ml 熏洗
患处，药渣连煮 4 天熏洗，留下原药汁 200ml，以消毒棉花浸透，
于每晚熏洗后塞阴道中，清晨取出。

【功效主治】温肾壮阳，燥湿杀虫，祛风止痒。主治滴虫性阴
道炎。

苦杏仁方

【组成】苦杏仁 100g，麻油 450ml，桑叶 150g。

【制法用法】将杏仁炒干，研成粉末，用麻油调成稀糊状。
用时先以桑叶加水煎汤冲洗外阴、阴道。冲洗后用杏仁油涂搽，
每日 1 次；或用带线棉球蘸杏仁油塞入阴道，24 小时后取出。连

用7天。

【功效主治】疏散风热，杀虫止痒。主治外阴瘙痒及滴虫性阴道炎。

南鹤虱土茯苓方

【组成】南鹤虱、土茯苓、蛇床子、乌梅、虎杖、百部、苦参、金龟莲各30g，重楼20g，雄黄、白矾、龙胆草、花椒、黄柏各15g。

【制法用法】加水2000ml，煮沸30分钟，去渣取液冲洗，涂搽外阴及阴道。每日2次，10天为1个疗程。

【功效主治】杀虫消积。主治滴虫性阴道炎。

苦参白矾方

【组成】苦参、白矾各30g，百部25g，苍术20g，蛇床子、葱白各15g，黄连、石菖蒲各10g。

【制法用法】加水3000ml，文火煎取2000ml。分早晚2次坐浴或用纱布包裹手指擦洗外阴及阴道30分钟。每天1剂，5天为1个疗程。

【功效主治】祛痰燥湿，解毒杀虫。主治滴虫性阴道炎。

羌活柴胡方

【组成】羌活、柴胡、升麻、白矾各6g，大蒜、补骨脂、山奈、川乌头、花椒各3g，甘松0.9g，全蝎3个，麝香少许。

【制法用法】共为细末，共制成18丸，每隔日临睡前塞入阴道中。每次2丸，3次为1个疗程。

【功效主治】散表寒，杀虫，止痛。主治滴虫性阴道炎。

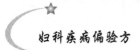

黄柏方

【组成】黄柏 30g，蛇床子、大枫子、雷丸、南鹤虱、苦参、白矾、花椒各 3g，冰片 1g。

【制法用法】共研细末，用 10cm×10cm 消毒纱布 1 块，卷作圆条，先涂抹 1 层凡士林，再蘸药粉。临睡前塞入阴道中，次晨取出。

【功效主治】清热燥湿，泻火解毒。主治滴虫性阴道炎。

桃叶方

【组成】桃叶 200g，苦参、两面针各 100g，白鲜皮、艾叶各50g，蛇床子、杏仁各 20g。

【制法用法】加水煎汤，过滤去渣，稍温洗阴部；并用桃叶捣烂，用消毒纱布卷成棒状，搽上凡士林临睡前塞入阴道中，次晨取出。

【功效主治】解毒，杀虫。主治滴虫性阴道炎。

乌梅苦参方

【组成】乌梅、苦参、忍冬藤、南鹤虱各 30g，苍术、狼毒、白矾、蛇床子、雄黄、威灵仙、黄柏、花椒、防风各 15g。

【制法用法】加水煎汤，过滤去渣，趁热先熏后洗阴部。每晚 1 次，严重患者每日 2 次。

【功效主治】清热燥湿，祛风杀虫。主治滴虫性阴道炎。

生百部野菊花方

【组成】生百部、野菊花各 15g，黄柏、紫荆皮各 12g，韭菜

20 根。

【制法用法】加水 1000ml，煮沸去渣，药汁倒盆内，坐盆上先熏后浸洗阴部，每日 1 次，一般轻的洗 2 次，重的洗 3 次即见效。

【功效主治】清热燥湿，泻火，杀虫灭虱。主治滴虫性阴道炎。

蛇床子苦参方

【组成】蛇床子、苦参各 30g，龙胆草 15g，黄柏 9g，白矾 6g。

【制法用法】上药煎成汤剂，把煎出液放于干净痰盂内，患者坐上熏之，待温用布蘸水洗外阴部。每剂反复用 4~5 次。

【功效主治】燥湿杀虫，祛风止痒。主治滴虫性阴道炎。

土茯苓方

【组成】土茯苓 50g，苦参、生姜皮各 30g，当归、黄柏各 20g，蛇床子 15g，白矾、冰片、花椒各 10g。

【制法用法】加水煎汤，过滤去渣，趁热坐浴。每次 15~20 分钟。

【功效主治】清热除湿，泄浊解毒，杀虫止痒。主治滴虫性阴道炎。

蚯蚓方

【组成】蚯蚓 3~4 条，葱数颗，蜂蜜 1 碗。

【制法用法】将蚯蚓炙干为末，葱数颗炙干为末，用蜜煮成膏，将药捣于其中，纳入阴道。临睡前塞入阴道中，次晨取出。

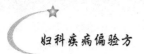

【功效主治】清热止痉，通经活络。主治滴虫性阴道炎。

黄柏没食子方

【组成】黄柏、没食子、蛇床子、白矾各 12g。

【制法用法】上药加水 1000ml，煎沸去渣，倒入盆内，坐于其上，先熏后浸洗半小时。每日熏洗 1 次。

【功效主治】清热燥湿，泻火解毒，杀虫。主治滴虫性阴道炎。

第二节 真菌性阴道炎

真菌性阴道炎辨证分型

1. 湿热下注

阴部瘙痒，带多如豆渣样，外阴有时因痒搔破而红肿或破溃疼痛，口苦心烦，白带镜检找到白色念珠菌。苔薄黄腻，脉弦滑。

2. 脾虚生湿

阴部瘙痒，带多色白呈豆渣样，倦怠乏力，胸脘满闷，纳食减少，苔薄白腻，脉细滑。

一、中药内服偏验方

熟地黄山茱萸方

【组成】熟地黄、山茱萸各 30g，党参、白术、桑螵蛸各 15g，补骨脂、淫羊藿、苦参、黄柏各 10g，制附子 6g。

【制法用法】加水煎沸 15 分钟，过滤取液，渣再加水煎 20

分钟，滤过去渣，两次滤液兑匀。分早晚 2 次服，每日 1 剂。

【功效主治】清热解毒，补血滋阴，益精填髓。主治真菌性阴道炎。

苦参蛇床子方

【组成】苦参、蛇床子各 30g，龙胆草 20g，黄芩 15g，花椒 10g。

【制法用法】加水浓煎。每日 1 剂，分 2 次服，同时用此药液涂搽外阴和阴道。

【功效主治】清热燥湿，祛风杀虫。主治真菌性阴道炎。

龙胆草栀子方

【组成】龙胆草、栀子、生地黄、萆薢、薏苡仁、黄柏、牡丹皮、百部、地肤子、白鲜皮、苦参各 15g。

【制法用法】将上药水煎。分 3 次餐前服，每日 1 剂。

【功效主治】清热燥湿，泻肝胆火。主治真菌性阴道炎。

黄柏方

【组成】黄柏 9g，五倍子、地榆、白鲜皮各 12g，薏苡仁 10g。

【制法用法】水煎服。每日 1 剂，分 2 次服。

【功效主治】清热燥湿，泻火解毒。主治真菌性阴道炎。

知母黄柏方

【组成】知母、黄柏各 9g，桃仁、红花、栀子、车前子、泽泻、牡丹皮各 10g，苦参、地肤子、白鲜皮、丹参、土茯苓各

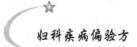

15g。

【制法用法】水煎服。每日1剂，第3煎取液1L，外熏患处，每次15分钟，每日1次。

【功效主治】清热泻火，滋阴润燥，止渴除烦。主治真菌性阴道炎。

二、食疗偏方

木耳炒山药

【组成】山药300g，水发木耳50g，葱、精盐、鸡精、酱油、醋、花生油适量。

【制法用法】山药去皮洗净后切片。木耳择洗干净后切小片。锅内注油烧热，下入葱片爆锅，把山药片和木耳入锅翻炒，加入精盐、醋、酱油、鸡精炒匀即可。

【功效主治】祛寒散热，补中益气。适用于真菌性阴道炎的辅助治疗。

薏苡仁山药莲子羹

【组成】薏苡仁50g，山药30g，莲子30g，藕粉20g。

【制法用法】将薏苡仁、山药、莲子洗净，同入锅中，加适量清水武火煮沸，改用文火煎煮至薏苡仁、莲子熟烂，趁热调入藕粉，搅匀即成。上、下午分服。

【功效主治】健脾益气，利湿止带。适用于真菌性阴道炎。

石斛玉米须茶

【组成】石斛10g，芦根15g，玉米须20g。

【制法用法】将石斛、芦根、玉米须加水煎煮，代茶饮。

【功效主治】养阴，清热，利尿。适用于真菌性阴道炎。

凉拌马齿苋

【组成】鲜马齿苋500g，精盐、酱油、醋、香油各适量。

【制法用法】将马齿苋去根、茎，洗净，入开水锅里焯透捞出，用清水反复洗净黏液，切成段，放入盘中，加入精盐、酱油、醋和香油，拌匀即可。

【功效主治】清热解毒，除湿。适用于真菌性阴道炎赤白带下者。

淡菜煲芹菜

【组成】淡菜15g，鲜芹菜60g，精盐、鸡精、料酒各适量。

【制法用法】将淡菜加少量水先煮熟，然后加入芹菜共煮，煮熟时加入精盐、鸡精、料酒调味即可。

【功效主治】养阴平肝，清热利水。适用于真菌性阴道炎的辅助治疗。

三、中药外用偏验方

苦参蛇床子方

【组成】苦参、蛇床子、地肤子、百部、紫花地丁各30g，黄柏、白鲜皮、秦艽、青蒿、紫草各15g，薄荷、甘草各20g，枯矾10g。

【制法用法】水煎，先熏后洗。留药液100ml，冲洗阴道。每

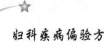

日 1 剂，每日 2 次。

【功效主治】清热燥湿，祛风杀虫。主治真菌性阴道炎。

虎杖龙胆草方

【组成】虎杖 50g，龙胆草 40g。

【制法用法】将上药加水 1300ml，煎取 1000ml，待药液温度适宜时，坐浴 20 分钟。每日早、晚各 1 次，每日 1 剂，1 周为 1 个疗程。

【功效主治】活血散瘀，祛风通络，清热利湿，解毒。主治真菌性阴道炎。

苦参夏枯草方

【组成】苦参、夏枯草、土茯苓、蛇床子、白头翁、百部各 30g，龙胆草、败酱草、白鲜皮、地肤子、土槿皮各 20g，明矾、花椒、生甘草各 10g。

【制法用法】将上药加水 2500ml，煮沸半小时后，滤取浓汁，用纱布或棉球蘸药涂外阴及阴道。早、晚各 1 次，每日 1 剂。也可用线缚住一个大小适宜之消毒棉球，浸足药液，留置于阴道深处，次晨拖出。每晚 1 次，10 日为 1 个疗程。

【功效主治】清热燥湿，祛风解毒。主治真菌性阴道炎。

苦参蛇床子生百部方

【组成】苦参、蛇床子、生百部各 30g，白鲜皮、地肤子、土荆皮各 15g，花椒 10g，龙胆草、白矾各 9g。

【制法用法】加水 2000ml，煮沸 20~30 分钟，去渣取浓汁，用纱布或棉球蘸药涂搽外阴及阴道。每日 1 剂，早晚各 1 次，也可用胡桃大的消毒棉球长线敷住，浸湿药液，放入阴道深处，第二天早晨拉线拖出棉球，每晚 1 次。

【功效主治】清热燥湿，祛风止痒。主治真菌性阴道炎。

金龟莲苦参方

【组成】金龟莲、苦参、生百部、虎杖、乌梅、蛇床子、土茯苓、南鹤虱各 30g，重楼 20g，雄黄、白矾、龙胆草、花椒、黄柏各 15g。

【制法用法】加水 2000ml，煮沸 20~30 分钟。涂搽外阴及阴道，早晚各 1 次。亦可用棉球浸药，塞入阴道。每日 1 次，10 日为 1 个疗程。

【功效主治】清热解毒，利湿镇痛，消肿。主治真菌性阴道炎。

黄连黄柏方

【组成】黄连、黄柏各 30g，炉甘石 15g，青黛 9g，孩儿茶 3g，乳香、没药、冰片各 1.5g。

【制法用法】将上药研成细末混匀。用窥阴器暴露阴道，先用 0.02% 呋喃西林液搽洗阴道后，用消毒棉签将药粉撒于整个阴道内，每日 1 次，每次 3~5g。

【功效主治】清热燥湿，泻火解毒。主治真菌性阴道炎。

生百部白鲜皮方

【组成】生百部、白鲜皮、地肤子、蛇床子、土茯苓、白矾各 30g，白芷、黄柏、花椒各 15g。

【制法用法】加水 2000ml，浸泡 20 分钟，煎沸 30 分钟，去渣滤液，先熏后洗外阴及阴道。每日 2 次，每次 15 分钟。10 天为 1 个疗程，用药期禁房事。

【功效主治】清热解毒，杀虫灭虱。主治真菌性阴道炎。

苦参白头翁白矾方

【组成】苦参、白头翁、白矾各 30g，牡丹皮、赤芍、花椒各 15g。

【制法用法】加水煎汤去渣，趁热熏洗外阴，待适温后坐浴。每日 2 次，每次 15~30 分钟。

【功效主治】清热燥湿，祛风杀虫。主治真菌性阴道炎。

白矾硼砂方

【组成】白矾、硼砂（去水）各 120g，紫草根、黄连、黄柏、黄芩各 60g，冰片 2g。

【制法用法】共研末混匀，先用 0.1% 高锰酸钾溶液冲洗阴道，再取药粉 2g，撒布阴道壁及穹窿处。每日 1 次，5 天为 1 个疗程。

【功效主治】祛痰燥湿，解毒杀虫。主治真菌性阴道炎。

土茯苓方

【组成】土茯苓 50g，土荆皮、白鲜皮、苦参各 30g，黄柏、当归尾各 20g，白矾 10g，冰片 9g。

【制法用法】加水浓煎，去渣滤液，先冲洗后坐浴。每日 1 次，每次 20 分钟。

【功效主治】清热除湿，泄浊解毒。主治真菌性及滴虫性阴道炎。

虎杖根鹅不食草方

【组成】虎杖根 60g，鹅不食草 20g。

【制法用法】前药水煎取液，冲洗阴道，后药水煎 2 次，去渣取液，浓缩成 1：1 粉剂，装 0.3g 胶囊内，塞入阴道中。每日 1 次，7 天为 1 个疗程。

【功效主治】活血散瘀，祛风通络，清热利湿，解毒。主治真菌性阴道炎。

马鞭草方

【组成】马鞭草 50g。

【制法用法】将上药煎煮后去渣，温液坐浴，浸泡阴道历时 10 分钟，同时用手指套以消毒纱布浸于阴道前后搅动，清洗阴道皱褶。每日 1 次，5 次为 1 个疗程。

【功效主治】清热解毒，活血通经，利水消肿。主治真菌性阴道炎。

鸦胆子方

【组成】鸦胆子 25g。

【制法用法】加水 2500ml，文火煎取 500ml，过滤后装瓶高压消毒备用。用时将药液加温冲洗阴道，每日 1 剂，每日冲洗 1 次，7 天为 1 个疗程。

【功效主治】清热解毒，杀虫，截疟。主治真菌性阴道炎。

黄柏贯众苦参方

【组成】黄柏、贯众、苦参各 30g，芜荑 20g。

【制法用法】加水浓煎，用棉签蘸药液涂搽外阴及阴道。每日 2 次。亦可用带线棉球蘸药液塞入阴道内，每天换药 1 次。

【功效主治】清热燥湿，泻火，解毒。主治真菌性阴道炎。

黄连青黛芒硝方

【组成】黄连、青黛、芒硝各 30g。

【制法用法】共研细面，加甘油少许搅匀，涂于外阴和阴道。每日早、晚各涂药 1 次，7 天为 1 个疗程。

【功效主治】清热燥湿，泻火解毒。主治真菌性阴道炎。

蛤粉冰片雄黄方

【组成】蛤粉 20g，冰片、雄黄各 5g。

【制法用法】上药研细末，加菜油适量调和，用棉签蘸药涂搽阴道壁及穹窿部。每日 1 次。

【功效主治】清热解毒，杀虫止痒。主治真菌性阴道炎。

决明子方

【组成】决明子 30g。

【制法用法】加水适量，煮沸 20 分钟，先熏后洗外阴及阴道。每日 1 次，每次 1~5 分钟。

【功效主治】祛风清热，解毒利湿。主治真菌性阴道炎。

虎杖方

【组成】虎杖 100g。

【制法用法】加水 1500ml，煎取 1000ml，过滤待温，坐浴 10~15 分钟。每日 1 次。

【功效主治】活血散瘀，祛风通络，清热利湿，解毒。主治真菌性阴道炎。

紫花地丁马鞭草方

【组成】紫花地丁、马鞭草各 30g。

【制法用法】加水煎汤，过滤去渣，灌洗外阴及阴道。每日1剂。

【功效主治】清热解毒，凉血消肿。主治真菌性阴道炎。

第三节 霉菌性阴道炎

霉菌性阴道炎是由霉菌（白色念珠菌）引起的阴道炎症。它的发病率仅次于滴虫性阴道炎。当阴道内糖元增多，酸性增强时，在阴道的霉菌就迅速繁殖生长引起炎症。糖尿病患者尿中有糖，适合于霉菌生长，易患此病。

霉菌性阴道炎辨证分型

一般讲，生殖器念珠菌病是以阴痒、白带增多为主要特征的一种疾病，故中医又称本病为带下病、阴痒病，临床上常根据白带的量、色、气味及全身状况予以辨证施治，一般分为以下三型论治。

1. 肝肾阴虚

主要表现为反复发作，经久不愈，白带淡白或淡黄，量少，偶有瘙痒，伴见心烦口渴，手心发热等。

2. 湿毒蕴结

主要症状为带下量多，色黄白，如豆渣样，有臭味，或带下夹有血丝，阴部瘙痒，甚至红肿，溃烂，尿频、尿急、尿痛，大便不爽，舌苔白腻，脉滑。

3.脾虚湿热

症见带下清稀如水样，量多色白，绵绵不多，无臭，外阴瘙痒、灼痛，面色㿠白或萎黄，神倦，纳少，口黏腻或口苦，便溏，舌淡胖，苔白或腻，脉濡缓或濡数。

一、中药内服偏验方

黄芪茵陈蒿方

【组成】黄芪、茵陈蒿各 30g，苦参、牡丹皮、苍术、黄柏、泽泻各 10g，甘草 6g。

【制法用法】将上药水煎服。每日 1 剂，分 2 次服。

【功效主治】补气固表，托毒排脓。主治霉菌性阴道炎。

滑石萆薢汤

【组成】滑石 15g，萆薢 12g，黄柏、赤茯苓、牡丹皮、泽泻、知母、苍术、南鹤虱、吴茱萸各 9g。

【制法用法】水煎服。每日 1 剂，分 2 次服。

【功效主治】清热解暑，祛湿敛疮。主治霉菌性阴道炎。

白鸡冠花方

【组成】白鸡冠花适量。

【制法用法】将鸡冠花晒干，研为细末。每服 6~10g，每日 3 次，空腹以米汤送服。

【功效主治】清热解毒，凉血止血。主治霉菌性阴道炎。

使君子当归白薇汤

【组成】使君子、当归、白薇各9g，雷丸6g，乌梅3个。

【制法用法】水煎服。每日1剂，分2次服。

【功效主治】杀虫，消积。主治霉菌性阴道炎。

龙胆草方

【组成】龙胆草、黄芩、柴胡、生地黄、车前子（包）、当归、焦栀子、蛇床子（包）各10g，泽泻8g，生甘草6g。

【制法用法】水煎服。药渣水煎，熏洗患处。每日1剂，用6日。

【功效主治】清热泻火，燥湿解毒。主治霉菌性阴道炎。

红藤败酱草方

【组成】红藤、败酱草、蒲公英、白鲜皮各20g，苍术、白术、黄柏、茯苓、车前子各10g。

【制法用法】水煎服。每日1剂，分2次服。

【功效主治】败毒消痈，活血通络，祛风杀虫。主治霉菌性阴道炎。

地肤子方

【组成】地肤子、蛇床子、蒲公英各15g，苦参、白鲜皮、土茯苓各10g，川椒、黄柏各7.5g，枯矾4.5g，甘草3g。

【制法用法】水煎取液，先熏后洗。每日1剂，早晚各1次，每次30~40分钟。

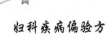

【功效主治】清热燥湿，解毒杀虫。主治霉菌性阴道炎。

二、食疗偏方

冬瓜炖鲤鱼

【组成】鲤鱼500g，冬瓜400g，葱段、姜片、精盐、鸡精、胡椒粉、料酒、香油、花生油各适量。

【制法用法】鲤鱼洗干净后晾干。将冬瓜去皮、籽，洗净后切成厚片。锅内倒入花生油，烧至六成热时，下入鲤鱼，煎至鱼身呈金黄色，加入葱段、姜片、适量水、冬瓜、精盐、料酒，炖熟后拣出葱姜，加入鸡精、胡椒粉，浇上香油即可。

【功效主治】益气补虚，健脾利水。适用于霉菌性阴道炎的辅助治疗。

山药汤圆

【组成】糯米粉250g，豆沙泥50g，人参3g，茯苓10g，山药10g，砂糖、猪油各适量。

【制法用法】先将人参、茯苓、山药分别晒干或烘干，粉碎成细粉，与豆沙泥、砂糖、猪油混合后拌匀，制作成馅泥，备用。将糯米粉用开水搅拌揉软，做成糯米粉团，并将备用的馅泥包裹在里面，做成汤圆。按需用量投入沸水锅中，煮熟即成。每日2次，每次10个汤圆。

【功效主治】健脾益气，利湿止带。适用于霉菌性阴道炎。

薏苡仁绿豆汤

【组成】薏苡仁30g，绿豆30g，白糖适量。

【制法用法】将薏苡仁与绿豆洗净放锅中加水同煮，至绿豆烂时加少许白糖调服。每日1次，分2次服完。

【功效主治】清热解毒。适用于霉菌性阴道炎。

豆腐烧扁豆

【组成】豆腐500g，扁豆200g，葱花、姜末、精盐、鸡精、水淀粉、香油、黄豆芽汤各适量。

【制法用法】扁豆摘去老筋，洗净后切片，放在开水锅里焯透捞出，投入凉水里过凉，控干水分。豆腐洗净，切成小块。锅内注香油烧热，下豆腐块煎至两面呈金黄色时出锅。锅内留少量底油，下葱花、姜末爆香，放入黄豆芽汤、精盐、豆腐块、扁豆片一起烧至入味，加入鸡精，用水淀粉勾芡，淋入香油，出锅即成。

【功效主治】健脾、化湿、止泻。适用于霉菌性阴道炎的辅助治疗。

三、中药外用偏验方

苦参黄柏方

【组成】苦参、黄柏各30g，白鲜皮20g，蛇床子、百部各15g，蝉蜕、防风各12g。

【制法用法】将上药布包水煎取液，熏洗外阴及阴道。每日1剂，早晚各1次。

【功效主治】清热燥湿，祛风杀虫。主治霉菌性阴道炎。

苦参白鲜皮方

【组成】苦参、白鲜皮、地肤子、狼毒、乌梅各30g，黄柏

20g，白矾 15g。

【制法用法】月经干净 3 日后，将上药水煎，取液 1.5L，熏蒸坐浴，每次 20 分钟。每日 1 次或 2 次，7 日为 1 个疗程。

【功效主治】清热燥湿，祛风止痒，解毒。主治霉菌性阴道炎。

野菊花土茯苓方

【组成】野菊花、土茯苓各 15g，苦参 30g，地肤子、硼砂、马鞭草、黄柏、百部、白芷各 10g，蝉蜕 6g。

【制法用法】将上药水煎，取液约 200ml，熏洗，坐浴。每日 2 次。

【功效主治】清热燥湿，解毒消肿。主治霉菌性阴道炎。

九里光野菊花方

【组成】九里光、野菊花、蒲公英、地丁、蛇床子、地肤子、黄柏各 15g，苦参、百部各 30g，冰片（后下）6g。

【制法用法】将上药水煎取液，坐浴 15~20 分钟。每日 1 剂，每晚 1 次，7 日为 1 个疗程，用 1 个疗程后观察治疗效果。

【功效主治】清热解毒，止痒。主治霉菌性阴道炎。

虎杖地肤子方

【组成】虎杖 100g，地肤子、蛇床子、苦参各 60g，白鲜皮 45g，百部、金银花、苍术各 30g，黄柏、花椒、白矾各 15g，全蝎 3g。

【制法用法】加水 3000ml，浓煎 30 分钟，去渣滤液 2000ml，用 1800ml 置盆内先熏后洗，用 200ml 另装，以棉球蘸药液洗涤阴道。1 剂药用 3 天。

【功效主治】活血散瘀，祛风通络，清热利湿，解毒。主治霉菌性阴道炎。

金银花白鲜皮方

【组成】金银花、白鲜皮各 50g，苦参、黄柏、蛇床子各 30g。

【制法用法】先将上药放入砂锅内，加水适量，浸泡 30 分钟左右，再煮 40 分钟左右，去渣，用药汁先熏洗外阴部，热度适中时再进行坐浴，以不烫伤皮肤为准。每日 2 次，每次 15 分钟。

【功效主治】清热解毒，祛风止痒。主治霉菌性阴道炎。

苦参黄柏青黛方

【组成】蛇床子、苦参、黄柏、青黛各 6g，炉甘石、樟脑、雄黄、硼砂各 2g，冰片 1g。

【制法用法】各药分研细末，混匀调和，装 0.3g 胶囊中。每晚睡前冲洗阴道后，取药 2 粒塞入阴道深处。7 天为 1 个疗程，经前经后 3 天停用。

【功效主治】温肾壮阳，燥湿杀虫，祛风止痒。主治霉菌性阴道炎。

青盐方

【组成】青盐 20g，蛇床子、苦参、百部、土大黄、苍术各 15g，花椒、艾叶各 10g，冰片（后下）1g。

【制法用法】加水 500ml，煎取 300ml，先熏后洗。每日 2 次。

【功效主治】泻热，凉血，燥湿杀虫，祛风止痒。主治霉菌性阴道炎。

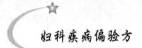

白矾硼砂方

【组成】白矾、硼砂各 120g，紫草、黄连、黄芩、黄柏各 60g，冰片 10g。

【制法用法】焙干研末，各药合匀，先用 0.1% 高锰酸钾液冲洗阴道，擦干后取药粉 2g，撒布阴道内。每日 1 次，7 天为 1 个疗程。

【功效主治】祛痰燥湿，清热解毒杀虫。主治霉菌性阴道炎。

石膏冰片方

【组成】石膏 3g，冰片 1.2g，黄柏、青黛、蒲黄、雄黄、龙胆、甘草、薄荷各 0.3g。

【制法用法】药研末，混匀。每取 1g，涂布阴道内，隔日 1 次，3 次为 1 个疗程。

【功效主治】清热解毒，燥湿祛痰，杀虫止痒。主治霉菌性阴道炎。

仙鹤草方

【组成】仙鹤草根芽 500g。

【制法用法】洗净切碎，晒干。水煎 2 次，浓缩成 500ml，洗净阴道后用带线消毒棉球浸药塞入阴道，保留 12 小时。每日 1 次，7 天为 1 个疗程。

【功效主治】清热解毒，止痢，杀虫。主治霉菌性阴道炎。

苦参蛇床子方

【组成】苦参 60g，蛇床子、黄柏各 30g，苍术、薏苡仁各 15g。

【制法用法】水煎 1 小时，去渣取液洗涤外阴和阴道。每日 1 剂，每日 3 次，7 天为 1 个疗程。

【功效主治】清热燥湿，祛风杀虫。主治霉菌性阴道炎。

苦参白头翁白矾方

【组成】苦参、白头翁、白矾各 30g，牡丹皮、赤芍、花椒各 15g。

【制法用法】加水浓煎，去渣取液，先熏洗后坐浴，每次 30 分钟。每日 1 次。7 天为 1 个疗程。

【功效主治】清热解毒，燥湿杀虫。主治霉菌性阴道炎。

蛇床子地肤子方

【组成】蛇床子、地肤子、香薷、金银花各 15g，苦参各 12g。

【制法用法】加水浓煎，取液冲洗，坐浴 20 分钟。每日 1 次。7 天为 1 个疗程。

【功效主治】清热解毒，燥湿杀虫，祛风止痒。主治霉菌性阴道炎。

香油紫草方

【组成】香油 370ml，紫草 100g。

【制法用法】药放油内炸枯后，去渣滤油，用消毒纱布蘸药油涂搽阴道后穹窿及阴道壁，每日 1 次。7 天为 1 个疗程。每日 1 次。

【功效主治】凉血活血，清热解毒。主治霉菌性阴道炎。

紫珠草方

【组成】紫珠草 200g。

【制法用法】水煎 2 次，去渣取液，浓缩成 200ml，制成栓剂（重 2g）。每用 1 丸，塞入阴道内，每日 1 次。8 次为 1 个疗程。

【功效主治】收敛止血，清热解毒。主治霉菌性阴道炎。

野菊花紫花地丁方

【组成】野菊花、紫花地丁、半枝莲、蛇床子、苦参各 15g。

【制法用法】水煎取液，先熏后洗阴道。每日 1 剂，日 2 次，10 天为 1 个疗程。

【功效主治】疏风清热，解毒消肿。主治霉菌性阴道炎。

乌梅槟榔方

【组成】乌梅、槟榔各 30g，大蒜、石榴皮各 15g，花椒 10g。

【制法用法】加水浓煎，去渣取液冲洗外阴及阴道。每日 1 剂，日 2 次，10 天为 1 个疗程。

【功效主治】清热解毒，杀虫。主治霉菌性阴道炎。

第四节　老年性阴道炎

老年性阴道炎属中医"带下病""阴痒"范畴，辨证时应以阴部瘙痒程度及带下的性状、气味及伴发全身症状作为重点，参合舌、脉象作出全面分析。

老年性阴道炎的中医辨证分型

1. 湿热下注

老年患者阴部瘙痒、灼痛，甚则坐卧不安，带下量多，色黄如水，或如脓，秽臭，伴见脘闷纳呆，心烦少寐，大便溏而不爽或干结，或见小便频急灼痛，舌红苔黄厚腻，脉濡数或滑数。

2.肝肾阴虚

老年患者阴部瘙痒，入夜尤甚，带下量少，色黄或带下量多色黄如水，夹杂血丝，阴部干枯、萎缩，阴中灼热疼痛，伴见头晕目眩，腰膝酸软，五心烦热，时有烘热汗出。舌红少苔，脉细数。

一、中药内服偏验方

生地黄汤

【组成】生地黄 12g，山药、山茱萸、泽泻、牡丹皮、茯苓、知母、黄柏各 9g。

【制法用法】水煎服。每日 1 剂，分 2 次服。

【功效主治】清热凉血，生津润燥。主治老年性阴道炎。

海螵蛸白芷汤

【组成】海螵蛸、白芷各 60g，血余炭 30g。

【制法用法】将上诸药碾碎混合共研细末，饭前用黄酒送服。每次服 4.5g，每日 3 次。

【功效主治】祛风除湿，消肿排脓。主治老年性阴道炎。

山茱萸生地黄方

【组成】山茱萸、生地黄、怀山药、泽泻、牡丹皮、茯苓各 10g，蒲公英、金银花各 20g。

【制法用法】水煎。每日 1 剂，分 2 次或 3 次内服。

【功效主治】清热解毒，利水渗湿，泄热通淋。主治老年性阴道炎。

熟地黄山茱萸方

【组成】熟地黄、山茱萸各 15g，山药、茯苓、泽泻各 12g，知母 9g。

【制法用法】将上药水煎。分 2 次或 3 次内服，每日 1 剂。

【功效主治】清热解毒，益精填髓。主治老年性阴道炎。

淮山药椿根皮地肤子方

【组成】淮山药、椿根皮、地肤子各 15g，山茱萸、白芍、大蓟、小蓟、墨旱莲各 12g，栀子、黄柏、知母、当归、白鲜皮各 10g。

【制法用法】水煎服。每日 1 剂，分 2 次服。

【功效主治】清热燥湿，止血止带。主治老年性阴道炎。

牡蛎汤

【组成】牡蛎（先煎）15g，墨旱莲 12g，生地黄、熟地黄、赤芍、麦冬、知母、地骨皮、牛角腮、女贞子各 9g，甘草 6g。

【制法用法】加水煎沸 15 分钟，过滤取液，渣再加水煎 20 分钟，滤过去渣，两次滤液兑匀。每日 1 剂，分早晚 2 次服用。

【功效主治】敛阴清热，化痰软坚。主治老年性阴道炎。

鸡冠花车前子方

【组成】鸡冠花、车前子、茯苓、芡实、苍术、黄柏各 15g，龙胆、山药各 12g，白果、焦栀子、醋柴胡各 10g。

【制法用法】水煎。每日 1 剂，分 3 次服。

【功效主治】清热解毒，凉血止血。主治老年性阴道炎。

二、食疗偏方

鲤鱼赤豆汤

【组成】鲤鱼 1 条，赤小豆 60g，精盐、鸡精、料酒各适量。

【制法用法】鲤鱼去头、尾及骨头，取肉与赤小豆共煮至豆烂，加入精盐、鸡精、料酒调味即可。

【功效主治】清热利湿。适用于老年性阴道炎。

素炒芹菜

【组成】芹菜 500g，葱末、精盐、花椒、酱油、植物油各适量。

【制法用法】芹菜去根、叶，洗净后切成 3cm 长的段。锅置火上，注油烧热，投入花椒爆香后将花椒拣出，加入葱末炝锅，下入芹菜段翻炒，加入酱油、精盐炒拌均匀即可。

【功效主治】祛风利湿，清热利尿。适用于老年性阴道炎的辅助治疗。

三味蜂蜜茶

【组成】五月艾（根茎）45g，凤尾草 15g，白茅根 15g，蜂蜜

10ml。

【制法用法】将除蜂蜜的三样用料共研制成粗末，加水煎取药汁，加入蜂蜜即成。每日 1 剂，代茶于饭前分 2 次饮服。

【功效主治】清热利湿，凉血解毒。适用于老年性阴道炎。

芹菜炒藕片

【组成】嫩芹菜、鲜藕各 250g，姜丝、精盐、鸡精、花生油各适量。

【制法用法】芹菜择洗干净后斜切成段。藕去皮洗净后切成薄片。锅置旺火上，注油烧热，下入姜丝爆锅，将芹菜、藕片入锅快速翻炒几下，加入精盐、鸡精炒匀即可。

【功效主治】滋阴清热，润肠通便。适用于老年性阴道炎的辅助治疗。

三、中药外用偏验方

蛇床子地肤子方

【组成】蛇床子 30g，地肤子、白鲜皮、龙胆草、苦参各 15g，花椒、防风各 12g。

【制法用法】以上诸药加水 2000ml，煎煮 20 分钟后，带渣熏洗。每日 3 次，每剂药可用 1~2 天，6 天为 1 个疗程。

【功效主治】清热燥湿，杀虫，祛风止痒。主治老年性阴道炎。

苦参生百部方

【组成】苦参、生百部、蛇床子、地肤子、白鲜皮、紫荆皮各 30g，龙胆草、黄柏、花椒、苍术、白矾各 10g。

【制法用法】加水 2000~2500ml，煎煮 10~15 分钟，先熏后洗。每日 1 剂，早晚各 1 次，10 天为 1 个疗程。也可用胡桃大小消毒棉球缚以长线、饱吸药液，于睡前坐浴后塞入阴道，并于次晨取出。

【功效主治】清热燥湿，祛风杀虫。主治老年性阴道炎。

妇科消炎散

【组成】樟脑 40g，冰片 20g，青黛 100g，硼砂、玄明粉各 100g，黄柏 50g，象皮 10g。

【制法用法】混合研匀，均研细末，过 120 目筛即成。用 2~3g，撒于带线消毒棉球上，塞于阴道深处，12 小时后取出，隔日 1 次，10 次为 1 个疗程。

【功效主治】通关窍，利滞气，辟秽浊，杀虫止痒，消肿止痛。主治老年性阴道炎。

紫草油方

【组成】紫草 80g，大黄、黄柏、黄连各 20g。

【制法用法】加麻油 500g，炸枯去渣，取滤液。用紫草油棉球纳入阴道深处，保留 16~24 小时，1 次／日；合并外阴炎者外涂紫草油，局部红外线照射 20 分钟。均 10 次为 1 个疗程。

【功效主治】凉血活血，解毒。主治老年性阴道炎。

土茯苓野菊花方

【组成】土茯苓、野菊花、苦参、败酱草、紫花地丁各 20g。

【制法用法】煎水熏洗坐浴，每次 15 分钟。每日 1 剂，每日服 2 次。10 日为 1 个疗程。

【功效主治】清热除湿，泄浊解毒。主治老年性阴道炎。

淫羊藿蛇床子方

【组成】淫羊藿，蛇床子、鹿衔草、何首乌、当归、百部、蝉蜕各 15g，赤芍 12g，金银花 30g。

【制法用法】水煎取液，坐浴，每次 15 分钟。每日 1 剂，每日 2 次。7 日为 1 个疗程。

【功效主治】清热解毒，祛风除湿。主治老年性阴道炎。

黄芩苦参黄柏方

【组成】黄芩、苦参、黄柏、金银花、紫花地丁各 10g，槟榔、蒲公英、败酱草各 15g，蛇床子 20g。

【制法用法】水煎取液，熏洗，坐浴，每次 20 分钟。每日 1 剂，每日 1 次。

【功效主治】清热泻火，燥湿解毒。主治老年性阴道炎。

蛇床子金银花方

【组成】蛇床子、金银花各 24g，地肤子、百部、川椒、白矾、黄柏、苦参、白鲜皮各 12g。

【制法用法】将上药水煎取液，熏洗外阴。每日 1 次或 2 次。7 日为 1 个疗程。

【功效主治】清热解毒，燥湿杀虫，祛风止痒。主治老年性阴道炎。

阴道炎患者饮食原则

1. 注意饮食的营养

多吃富含维生素、无机盐、纤维的食物，可以增强身体免疫能力，减少感染机会。此类食物包括番茄、豆芽菜、卷心菜、油菜、柑橘、大枣等，其他富含B族维生素食物包括小麦、高粱、蜂蜜、豆腐、鸡肉、韭菜、牛奶等。

2. 选食具有一定抗菌作用的食物

如马齿苋、鱼腥草、马兰头、菊花脑等。

3. 忌甜食与油腻食物

甜食和油腻食物有助湿作用，阴道炎患者食用后会增加白带的分泌，影响治疗效果。油腻食物包括猪油、奶油、牛油、肥猪肉、羊脂、鸡蛋黄、鸭蛋黄等，高糖食物如巧克力、糖果、甜点心等。

4. 忌食海鲜发物

以免助长湿热，使外阴瘙痒加重，不利于炎症的消退。属于海鲜发物的食物包括海虾、河虾、带鱼、螃蟹、黄鳝、牡蛎、鲍鱼等水产品。

5. 忌食辛辣、热性食物

以免出现阴痒痛等症状，或使病情加重。辛辣食物包括辣椒、胡椒、茴香、花椒、八角、洋葱等，忌食的热性食物包括牛肉、羊肉、狗肉和各种炒货如瓜子、炒花生等，以免助热上火，加重阴道炎症。

6.忌烟酒

如有吸烟饮酒习惯的女性，在治疗期间应忌烟酒。烟草中的尼古丁可使动脉血与氧的结合力减弱，影响治疗效果。酒有助长湿热的作用，会加重炎症充血。

第四章　卵巢疾病

卵巢为一对扁椭圆形的性腺器官，其主要作用是产生卵子和激素，从而使女子具备正常的生理特征和生育能力。卵巢位于输卵管的下方，卵巢外侧以骨盆漏斗韧带连于骨盆壁，内侧以骨盆卵巢固有韧带与子宫相连。

卵巢是人体重要的器官，一旦出现病变，对生育以及女性健康均会产生一定的影响。目前比较多发的卵巢疾病是卵巢囊肿、多囊卵巢以及卵巢癌等。

第一节　卵巢囊肿

卵巢囊肿属广义上的卵巢肿瘤的一种，各种年龄均可患病，但以 20~50 岁最多见。

卵巢囊肿中医辨证分型

1. 气滞血瘀型

卵巢肿块小者无明显症状，肿块大者有心悸气喘，腰酸，小腹痛，大便不畅，尿频尿急，舌有瘀点，脉涩。

2. 寒湿瘀滞型

腹部有肿块。下肢浮肿，胸腹积水，食少。舌淡胖，苔白腻，脉滑。

3.气瘀化热型

腹内窜痛剧烈，腹胀泛恶，精神郁闷，带下增多，质稠腥秽。

一、中药内服偏验方

柴胡法半夏方

【组成】柴胡、法半夏、枳实、水蛭、潞党参、生三七、炒白术、土鳖虫、制穿山甲、当归各10g，茯苓15g。

【制法用法】将上药水煎。每日1剂，分2次或3次内服。经期停用。

【功效主治】疏肝解郁，行气活血。主治卵巢囊肿。

桂枝牡丹皮方

【组成】桂枝、牡丹皮、桃仁、赤芍、三棱、莪术、炙鳖甲、皂角刺各10g，茯苓、海藻、昆布各15g。

【制法用法】水煎。每日1剂，分3次内服，1个月为1个疗程。

【功效主治】温经通脉，活血祛瘀，利水散结。主治卵巢囊肿。

炙鳖甲路路通方

【组成】炙鳖甲、路路通、王不留行子各10g，象贝母、生蛤壳、白毛藤、蛇舌草各15g，橘核、橘络各6g。

【制法用法】水煎服。每日1剂，2个月经周期为1个疗程。

【功效主治】滋阴清热，通经活络，软坚散结。主治卵巢囊肿。

穿山甲方

【组成】穿山甲（代）、昆布、夏枯草、三棱各 10g，丹参、鸡内金各 30g。

【制法用法】将上药水煎服。每日 1 剂。

【功效主治】活血散结，通经，消痈溃坚。主治卵巢囊肿。

丹参鱼腥草方

【组成】丹参、鱼腥草、当归各 20g，鸡血藤、三棱、莪术、延胡索、川芎、地鳖虫、僵蚕各 10g，全蝎 3g，枳壳 6g。

【制法用法】水煎服。自月经干净后开始，隔日 1 剂，20 剂为 1 个疗程。月经期停用。

【功效主治】祛瘀止痛，活血通经，清心除烦。主治卵巢囊肿。

夏枯草穿山甲方

【组成】夏枯草、穿山甲、蒲黄、五灵脂、赤芍、红花、三棱、莪术各 10g，浙贝母、当归各 15g，甘草 6g。

【制法用法】水煎服。每日 1 剂，自月经干净 7 日开始，10 日为 1 个疗程。

【功效主治】活血散结，消肿解毒。主治卵巢囊肿患者。

丹参赤芍方

【组成】丹参、赤芍、制乳香、制没药、当归、三棱、莪术、桃仁各 10g，甘草 6g。

【制法用法】水煎服。每日 1 剂，15 日为 1 个疗程。

【功效主治】祛瘀止痛，活血通经。主治卵巢囊肿患者。

二、食疗偏方

木耳山楂饮

【组成】山楂 100g，黑木耳 50g，红糖 30g。

【制法用法】将山楂洗净，黑木耳泡发。水煎山楂约 500ml 去渣，加入黑木耳，文火煨烂，加入红糖即可。每日 2~3 次，5 天服完，可连服 2~3 周。

【功效主治】活血化瘀，健脾补血。适用于卵巢囊肿、子宫肌瘤等症。

山药桃仁蒸母鸡

【组成】净母鸡（重约 1500g）1 只，山药 40g，桃仁 10g，火腿片 25g，香菇 25g，鲜笋 25g，鲜汤 1000ml，精盐、料酒各适量。

【制法用法】山药除去皮，纵切成长约 10cm 的薄片。桃仁洗净。净母鸡去爪，剖开背脊，抽去头颈骨（留皮），下沸水锅焯透捞出，用清水洗净血沫。将鸡腹向下放在汤碗内，加入料酒、精盐、鲜汤，在鸡面摆上山药、桃仁、香菇、笋片、火腿片，上笼蒸 2 小时左右，待母鸡酥烂时取出即成。佐餐食用。

【功效主治】补气健脾，活血化瘀。适用于卵巢囊肿。

田七炖乳鸽

【组成】乳鸽 1 只，田七 2g，姜、精盐适量。

【制法用法】将乳鸽宰杀后去毛及内脏，洗净，放入锅中，加入洗净的田七、姜、精盐以及适量清水，先用武火烧沸，再用文火炖熟即成。佐餐食用。

【功效主治】补气活血，化瘀散结。适用于卵巢囊肿、子宫肌瘤。

三、中药外用偏验方

灌肠方

【组成】三棱、莪术、昆布各 15g，红藤、鱼腥草、生薏苡仁各 30g。

【制法用法】水煎取液，药温 39℃ ~43℃，保留灌肠 40 分钟。每日 1 次，15~20 日为 1 个疗程。月经期停用。

【功效主治】破血行气，清热解毒，消积止痛。主治卵巢囊肿。

莪术三棱方

【组成】莪术、三棱、皂角刺、制玄胡、白毛藤、忍冬藤、红藤各等份。

【制法用法】水煎取液，保留灌肠。每晚 1 次，14 日为 1 个疗程。

【功效主治】行气破血，清热解毒，消积止痛。主治卵巢囊肿。

第二节 多囊卵巢综合征

多囊卵巢综合征是一种常见的女性内分泌疾病，是导致生育期女性月经紊乱的常见原因之一。患此病的女性多有较明显的自觉症状，如：月经失调、不孕、多毛、痤疮、肥胖、黑棘皮症（阴唇、颈背部、腋下、乳房下等处皮肤出现色素沉着、皮肤增厚而柔软）。

多囊卵巢综合征的中医辨证分型

1.痰湿内停

主证：形体肥胖，倦怠懒动，胸闷气短，脘痞纳呆，毛发偏多，大便秘结，闭经不孕，白带量多，或见腹中包块，按之疼痛，舌体胖大，边有齿痕，或舌质紫暗，舌苔厚腻，脉滑。

2.肝郁化火

主证：形壮体胖，面目红赤，痤疮丛生，烦躁易怒，头痛眩晕，胸胁胀痛，失眠多梦，口干口苦，闭经，大便干结，舌红苔黄，脉弦数。

3.痰瘀互结

主证：形体肥胖，面色偏黯，毛发浓密，胸脘满闷，倦怠乏力，多懒动，头晕目眩，白带量多，闭经不孕，或月经量多，经期提前，少腹作痛，舌体胖大，舌质紫暗或有瘀斑，苔厚腻，脉沉细。

4.肾阳虚证

主证：腰膝酸软而痛，畏寒肢冷，双下肢为甚，懒动乏力，面色偏暗，月经量少色淡或闭经不孕，性欲冷淡，带下清稀，小便频数，大便时稀，舌淡胖，苔白腻，脉沉细。

5. 肾阴虚证

主证：腰膝酸软，眩晕耳鸣，失眠多梦，手足心热，咽干颧红，月经量少或闭经，或见月经先期，淋漓不尽，小便短赤，大便干结，舌红少津，苔少或光剥，脉细数。

6. 脾肾阳虚

主证：形体肥胖，面色㿠白，头晕乏力，懒动，畏寒肢冷，腰腹或下肢冷痛，小便短赤，大便溏泻，闭经不孕，舌淡苔白，脉沉细。

7. 气血两虚

主证：面色萎黄，形体瘦弱，头晕目眩，少气懒言，乏力自汗，心悸失眠，闭经或崩漏，纳呆便溏，舌淡嫩边有齿痕，脉细弱。

一、中药内服偏验方

山慈菇白术方

【组成】山慈菇、白术、茯苓、当归各15g，地龙、土鳖虫、法半夏、桂枝、甘草各10g，吴茱萸6g。

【制法用法】水煎2次。每日1剂，早晚分服，3个月为1个疗程。

【功效主治】清热解毒，消肿散结。主治多囊卵巢综合征。

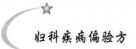

补骨脂淫羊藿方

【组成】补骨脂、淫羊藿、黄精、石菖蒲、皂角刺、山慈菇各12g，熟地黄9g，山茱萸、巴戟天各6g。

【制法用法】水煎服。每日1剂，分2次服，3个月为1个疗程。

【功效主治】补肾壮阳，祛风除湿，强筋键骨。主治多囊卵巢综合征。

当归熟地黄方

【组成】当归、熟地黄、栀子各12g，蜂房、淫羊藿各9g，柴胡、牡丹皮各6g。

【制法用法】水煎服。每日1剂，分2次服。

【功效主治】补血活血，调经止痛。主治多囊卵巢综合征。

生麦芽方

【组成】生麦芽30g。

【制法用法】水煎代茶频饮。每日1剂，1个月为1个疗程。

【功效主治】行气消食，退乳消胀。主治多囊卵巢综合征。

生地黄方

【组成】生地黄12g，当归、车前子、泽泻、焦栀子、炒黄芩各9g，龙胆草、柴胡各6g，木通、生甘草各3g。

【制法用法】水煎。每日1剂，早晚分服，3个月为1个疗程。

【功效主治】清热凉血，泻火解毒。主治多囊卵巢综合征。

淫羊藿覆盆子方

【组成】淫羊藿、覆盆子、菟丝子、浙贝母、皂角刺、炮穿山甲、夏枯草、昆布各 12g，熟地黄、仙茅各 9g。

【制法用法】水煎。每日 1 剂，服 2 次，1 个月为 1 个疗程。

【功效主治】补肾壮阳，祛风除湿。主治肾虚痰湿型多囊卵巢综合征。

鱼腥草紫草汤

【组成】鱼腥草、紫草各 15g，天冬、天花粉、石斛各 12g，牡蛎 9g。

【制法用法】水煎服。每日 1 剂，分 2 次服，2 个月为 1 个疗程。

【功效主治】清热解毒，排脓消痈，利尿通淋。主治多囊卵巢综合征。

车前子生地黄木通汤

【组成】车前子、生地黄、木通各 10g，黄芩、栀子各 9g，龙胆草、柴胡、甘草各 6g，当归尾 5g。

【制法用法】水煎服。每日 1 剂，分 2 次服，1 个月为 1 个疗程。

【功效主治】疏肝清热，利尿。主治肝火炽盛型多囊卵巢综合征。

夏枯草方

【组成】夏枯草 15g，昆布、炮穿山甲、浙贝母、萆薢各 12g，皂角刺、赤芍、延胡索、山慈菇各 9g。

【制法用法】水煎服。经后 5 天起，每日 1 剂，分 2 次服，连服 9 天。

【功效主治】清肝明目，散结解毒。主治多囊卵巢综合征。

淫羊藿陈皮方

【组成】淫羊藿、陈皮各 10g，仙茅 12g，鹿角霜、熟地黄、白芍、桑白皮、象贝母、皂角刺各 15g，绿萼梅 6g。

【制法用法】水煎餐后内服。每日 1 剂，4 周为 1 个疗程，用至症状消失止。

【功效主治】健脾补肾，祛寒除湿。主治多囊卵巢综合征。

地黄方

【组成】生地黄、熟地黄、山茱萸、赤芍、白芍各 12g，当归 9g，菟丝子 15g。

【制法用法】水煎服。每日 1 剂，于月经第 5 日开始，用 20 日。

【功效主治】清热凉血，补血活血。主治多囊卵巢综合征。

当归丹参川芎方

【组成】当归、丹参、川芎、石菖蒲、半夏、胆南星、夏枯草、巴戟天、续断、淫羊藿各 10g。

【制法用法】水煎服。每日 1 剂，3 个月为 1 个疗程，连续用药至症状消失止。

【功效主治】补血活血，化痰散结，调经止痛。主治多囊卵巢综合征。

淫羊藿覆盆子方

【组成】淫羊藿、覆盆子、菟丝子、山茱萸、地龙、桃仁、益母草、泽泻、黄芪各 10g，红花 6g，甘草 3g。

【制法用法】将上药水煎服。每日 1 剂。于月经来潮开始，用 10 日。

【功效主治】补肾壮阳，活血祛瘀。主治多囊卵巢综合征。

菟丝子熟地黄方

【组成】菟丝子、熟地黄、白芍、白术、党参、茯苓各 15g，山茱萸、淫羊藿、陈皮、当归、甘草各 9g。

【制法用法】将上药水煎。每日 1 剂，分 3 次内服。3 个月为 1 个疗程。月经期停用。

【功效主治】补肾益精，益气健脾。主治青春期多囊卵巢综合征。

二、食疗偏方

铁树叶红枣饮

【组成】铁树叶 200g，红枣 10 枚。

【制法用法】将铁树叶与红枣洗净，一并放入锅中，加入适量清水，煎煮取汁。每日 1 剂，分 3 次服，30 日为一疗程。

【功效主治】清热止血，化瘀补血。适用于卵巢手术后补养。

白果鲜贝

【组成】鲜干贝 500g，罐头白果 200g，葱段、食用油、白糖、胡椒粉、水淀粉各适量。

【制法用法】鲜干贝洗净，入开水中焯后捞出，投入凉水中过凉。锅内注油烧热，下入葱段爆香，加入白果，翻炒，下入鲜贝，并用调料调好口味，即可出锅。佐餐食用。

【功效主治】补肺益肾，健脾祛湿。适用于多囊卵巢综合征的辅助治疗。

长春花焖猪肉

【组成】猪肉 200g，长春花 50g，葱、精盐、鸡精、酱油、胡椒、植物油适量。

【制法用法】将长春花用布包煎取汁，爆炒猪肉兑入长春花汁焖煮，至肉熟时加调味品即可。佐餐食用，每日 1 次。

【功效主治】清热凉血。适用于多囊卵巢综合征的补养。

三、中药外用偏验方

香白芷制乳香方

【组成】香白芷、制乳香、没药、制延胡索、红花各 10g，香附、皂角刺、夏枯草、桃仁各 15g，红藤、败酱草各 30g。

【制法用法】水煎 100ml，灌肠。每日 1 剂，每晚 1 次。

【功效主治】祛风除湿，散结消肿。主治多囊卵巢综合征。

敷熨散

【组成】制乳香、制没药、血竭、赤芍、艾叶、香附、苍术、威灵仙、黄柏、姜黄、象贝母、透骨草、徐长卿各等份。

【制法用法】共研细末，装入纱布袋，每袋含生药 200g 袋，隔水蒸 20 分钟，热敷少腹部。每次 30 分钟，每日 2 次。每袋用 6 日；1 个月为 1 个疗程。经期停用。

【功效主治】活血行气，通经止痛，消肿生肌。主治多囊卵巢综合征。

第三节　输卵管炎

输卵管炎在不孕妇女中较为常见，其病因是由于病原体感染引起，病原体主要有葡萄球菌、链球菌、大肠杆菌、淋球菌、变形杆菌、肺炎球菌、衣原体等。最容易发生感染的时间是产后、流产后或月经后。分娩或流产时所造成的产道及胎盘剥离面的损伤或月经期子宫内膜剥脱的创面，都是病原体感染内生殖器的途径。

输卵管炎中医上可分为五型，气滞血瘀型、寒湿瘀滞型、气虚血瘀型、热盛瘀阻型、痰湿瘀滞型。

一、中药内服偏验方

广郁金方

【组成】广郁金 6g，当归、炒白芍、牡丹皮、栀子、川楝子、炒玄参各 12g，八月札、鸡苏散各 15g。

【制法用法】水煎服。每日 1 剂，分 2 次服。

【功效主治】活血止痛，行气解郁，清心凉血。主治慢性输卵管炎。

川芎甘草方

【组成】川芎、甘草各 3g，丹参、当归、赤芍、川楝子、蒲公英各 12g，三棱、莪术、香附各 10g，穿山甲（代）6g。

【制法用法】水煎服。每日 1 剂，分 2 次服。

【功效主治】行气开郁，活血止痛。主治慢性输卵管炎。

川续断杜仲方

【组成】川续断、杜仲、橘核、乌药、当归、白芍、大腹皮、茯苓、菟丝子、丹参、丝瓜络、穿山甲、牛膝各 10g，益母草、生黄芪各 15g。

【制法用法】水煎服。每日 1 剂，分 2 次服。

【功效主治】补肝肾，调血脉，止崩漏。主治输卵管炎致阻塞性不孕患者。

二、食疗偏方

山楂红糖粥

【组成】山楂 5 枚，大米 100g，红糖适量。

【制法用法】山楂冲洗干净，去核打碎。大米淘洗干净。取锅放入清水、山楂、大米，先用旺火煮沸，再改用文火煮至粥熟，加入红糖调味即成。每日 2 次。

【功效主治】活血散瘀，消食开胃。适用于慢性输卵管炎的辅助治疗。

红烧海参

【组成】水发海参 400g，冬笋 100g，葱段、姜片、精盐、鸡精、白糖、料酒、酱油、水淀粉、食用油各适量。

【制法用法】将海参清洗干净，切成小段。冬笋洗净切成片，入开水中焯后捞出，控干水分。锅内注油烧热，加入葱段、姜片爆香，加入调料调好口味，加入高汤，待汤煮沸后下入海参、冬笋片，撇去浮沫，用文火煮 8 分钟，将水淀粉分次加入汤中，待汁收浓时，淋入香油即成。佐餐食用。

【功效主治】养血补血。适用于慢性输卵管炎的辅助治疗。

三、中药外用偏验方

金银花败酱草方

【组成】金银花、败酱草各 15g，三棱、莪术、黄柏、桃仁各10g，路路通、红藤各 30g。

【制法用法】水煎，取浓缩液 100ml，保留灌肠。每日 1 次。

【功效主治】清热解毒，消痈排脓，活血行瘀。主治慢性输卵管炎。

红藤败酱草方

【组成】红藤、败酱草各 15g，乳香、没药、香附、三棱、莪术、地鳖虫、蒲公英、川桂枝各 30g。

【制法用法】将上药水煎，取液 100~150ml，保留灌肠，每次2~3 个小时。每晚 1 次。

【功效主治】败毒消痈，活血通络。主治慢性输卵管炎。

第四节　输卵管积水

输卵管积水属于中医里的"积聚"范畴，病因有：饮食不节使脾失健运，脾虚生湿，痰湿结聚，或外感湿热邪毒，脾阳不运，气血瘀滞。或久病体虚，气血虚弱，无力运行，导致脉络闭阻。治疗输卵管积水，以活血化瘀、行气利水、健脾益肾为治则，可收标本兼治之效。

一、中药内服偏验方

红藤败酱草白芍汤

【组成】红藤、败酱草各 15g，白芍、延胡索、乌药各 6g，柴胡、赤芍、青皮、香附各 5g，甘草 3g。

【制法用法】加水煎沸 15 分钟，过滤取液，渣再加水煎 20 分钟，滤过去渣，两次滤液兑匀。每日 1 剂，分早晚 2 次服。

【功效主治】败毒消痈，活血通络，清热解毒。主治输卵管积水。

香附汤

【组成】香附 12g，生甘草、当归、赤芍、牛膝、防己各 9g，川芎、延胡索、红花、生桃仁各 6g，肉桂、木通各 3g。

【制法用法】水煎 3 次，混合一起。每晚空腹分 2 次温服。

【功效主治】理气解郁，调经止痛，清热解毒。主治输卵管积水。

白芍金银花方

【组成】白芍、金银花各 15g，丹参 10g，桂枝、甘草各 7.5g，乌药、黄芪各 5g。

【制法用法】水煎服。每日 1 剂，分 2 次服。

【功效主治】清热解毒，活血通络，缓急止痛。主治输卵管积水。

当归皂角刺方

【组成】当归 12g，皂角刺、白芍、穿山甲、红花、乌药、香附、陈皮、青皮各 10g，柴胡、路路通各 6g。

【制法用法】水煎服。每日 1 剂，分 2 次服。2 个月为 1 个疗程。

【功效主治】补血活血，调经止痛。主治输卵管不通和积水。

女贞子何首乌方

【组成】女贞子、何首乌、萹蓄、瞿麦、金银花各 15g，党参、枸杞子各 12g，白术、白芍、乌药各 9g，木通、枳壳各 6g。

【制法用法】水煎服。每日 1 剂，分 2 次服。

【功效主治】补益肝肾，清热利湿。主治输卵管炎和积水。

党参枸杞子方

【组成】女贞子、何首乌各 15g，党参、枸杞子、萆薢各 12g，白术、白芍、猪苓、茯苓、泽兰、泽泻各 9g，枳壳 6g，细辛 3g。

【制法用法】水煎服。每日 1 剂，分 2 次服。

【功效主治】养血滋阴，健脾祛湿。主治输卵管积液。

木通方

【组成】木通 6g，炙桂枝、香附、延胡索、川牛膝、桃仁、防己、车前子、路路通、皂角刺各 10g，生黄芪 15g。

【制法用法】水煎。每日 1 剂，分 2 或 3 次内服。

【功效主治】清热利尿，活血通脉。主治输卵管积水。

熟附子败酱草方

【组成】生薏苡仁 30g，熟附子 5g，败酱草 50g。

【制法用法】水煎。每日 1 剂，分 3 次内服。并用药渣加葱白、炒青盐各 30g，白酒 50~100ml，装袋热敷下腹部 30 分钟。每日 2 次；20 日为 1 个疗程。

【功效主治】利湿健脾，舒筋除痹，清热排脓。主治输卵管积液。

皂角刺路路通方

【组成】皂角刺、路路通各 15g，制香附、延胡索、赤芍、川牛膝，桃仁、车前子、泽兰、泽泻各 10g，柴胡、穿山甲（代）各 6g。

【制法用法】水煎。每日 1 剂，分 2 次或 3 次内服。

【功效主治】消毒透脓，消水肿。主治输卵管积水。

黄芪党参三棱方

【组成】黄芪、党参、三棱、柴胡、莪术各 3g，茯苓、枳壳、鸡内金、赤芍各 5g，丹参 7.5g，白花蛇舌草、败酱草各 15g。

【制法用法】水煎。每日 1 剂，分 2 次或 3 次内服，15 日为 1 个疗程。

【功效主治】益气活血，清热解毒，托毒排脓。主治输卵管积水。

川芎茯苓泽泻方

【组成】川芎、茯苓、泽泻各 15g，白芍、白术、三棱、莪术、丹参各 10g，石见穿 20g。

【制法用法】将上药水煎服。每日 1 剂。15 日为 1 个疗程。

【功效主治】行气开郁，祛风燥湿，活血止痛。主治输卵管积水。

党参赤芍丹参方

【组成】党参、赤芍、丹参、延胡索、车前子（包）各 15g，败酱草 20g，广木香、桃仁、大腹皮各 10g，生甘草 5g。

【制法用法】将上药水煎服。每日 1 剂。

【功效主治】益气利水，行气活血，清热泻火。主治输卵管积水。

二、食疗偏方

烩墨鱼花

【组成】墨鱼板肉 400g，水发木耳、小白菜心、葱姜末、蒜片、精盐、鸡精、料酒、食醋、花椒油各适量。

【制法用法】墨鱼板肉从中间切断，在里面剞上十字刀纹，再切成方块，下入开水中焯一下，捞出控水。木耳洗净、切片，菜心洗净切段，分别在开水中焯一下。炒锅上火，加入肉汤、精盐、料酒、食醋，烧开后，下入墨鱼花、木耳、菜心，撒上葱姜末，旺火烧开，淋上花椒油即可。佐餐食用。

【功效主治】补血益气，温经止带。适用于输卵管积水的辅助治疗。

益母草煮鸡蛋

【组成】益母草 50g，鸡蛋 2 枚。

【制法用法】将益母草洗净切段，与鸡蛋加水同煮，鸡蛋熟后去壳取蛋再煮片刻即成。每日 1 剂，吃蛋饮汤。

【功效主治】活血化瘀，补气益血。适用于输卵管积水的辅助治疗。

紫草鹌鹑蛋

【组成】紫草根 60g，鹌鹑蛋 4 枚。

【制法用法】紫草与鹌鹑蛋共煮，至蛋熟，去紫草，食蛋。每日 1 剂，连服 15 日。

【功效主治】补气益血。适用于输卵管积水的辅助治疗。

三、中药外用偏验方

甘遂麝香方

【组成】甘遂 12g，麝香 0.1g。

【制法用法】研细末，蜂蜜调糊，分 4 份。每日用 1 份，涂敷患处，外隔油纸纱布，用胶布固定，每日更换 1 次。如因甘遂刺激皮肤起疱疹时，可暂停 1 日，涂 1% 甲紫。

【功效主治】泻水逐饮，破积通便。主治输卵管积液。

蒲公英方

【组成】蒲公英 30g，威灵仙、乳香、没药各 20g，赤芍、透骨草、红花、路路通、皂角刺各 15g。

【制法用法】药用布包，加水蒸 40 分钟后，热敷双侧下腹，每晚 30 分钟。每日 1 次，1 剂药用 3 次。

【功效主治】清热解毒，活血，消痈散结。主治输卵管不通、积水。

忍冬藤蒲公英方

【组成】忍冬藤、蒲公英各 30g，厚朴、皂角刺各 15g，大黄 10g。

【制法用法】加水浓煎，取液 100ml，待温时做保留灌肠。每晚 1 次。经期停用。

【功效主治】清热解毒，破积通络。主治输卵管积水和不通。

红藤忍冬藤方

【组成】红藤、忍冬藤、丹参、败酱草各 30g，虎杖根、当归各 12g，牡丹皮 10g，三棱、莪术各 15g，乳香、没药各 6g。

【制法用法】水煎，取液 100ml，保留灌肠。每日 1 次；月经期停用。

【功效主治】清热解毒，活血通络。主治输卵管积水。

第五节 输卵管阻塞

输卵管阻塞是导致女性不孕的重要原因之一，占不孕患者的 1/3，是不孕症的治疗难题。输卵管堵塞主要由于炎症经子宫内膜向上蔓延，首先引起输卵管黏膜炎性改变，输卵管上皮发生退行性变或成片脱落，导致输卵管黏膜粘连，继而输卵管管腔或伞部闭锁。

卵管堵塞中医辨证分型

中医认为输卵管堵塞多与肝郁、血瘀、热毒有关。

1. 肝气郁结

主证：多年不孕，月经愆期，量多少不定，经前乳房胀痛，胸胁不舒，小腹胀痛，精神抑郁，或烦躁易怒。舌红，苔白，脉弦。

2. 瘀血内结

主证：婚后不孕，经行不畅，甚或漏下不止，月经后期，量少或多，色紫黑，有血块，少腹疼痛，拒按，经前痛剧。舌紫黯，或舌边有瘀点，脉弦涩。

一、中药内服偏验方

黄芪菟丝子方

【组成】黄芪24g，菟丝子、当归、枸杞子、覆盆子、丹参各15g，阿胶、羌活各9g。

【制法用法】水煎。每日1剂，分3次口服。

【功效主治】补肾益气，托毒排脓，活血补血。主治输卵管阻塞。

山茱萸熟地黄方

【组成】山茱萸、熟地黄、牡丹皮、茯苓、泽泻、鹿角霜、菟丝子、香附各10g，山药20g。

【制法用法】水煎服。自月经周期第5日开始，每日1剂，用7~10日，3个月为1个疗程。

【功效主治】补血滋阴，清热，活血散瘀。主治输卵管阻塞。

仙茅淫羊藿方

【组成】仙茅、淫羊藿、肉苁蓉、丹参各10g，紫石英20g，巴戟天12g，枸杞子15g，山茱萸9g，紫河车、肉桂各3g。

【制法用法】将上药水煎服。每日1剂。

【功效主治】温肾益气，祛除寒湿。主治输卵管阻塞。

赤芍白芍方

【组成】赤芍、白芍、益母草、鸡血藤、女贞子各15g，泽兰、牛膝各12g，苏木、蒲黄、刘寄奴、覆盆子各10g，菟丝子、枸杞子各20g。

【制法用法】水煎服。每日1剂，分2次服。

【功效主治】清热凉血，活血祛瘀，补肾利水。主治输卵管阻塞。

穿山甲路路通方

【组成】穿山甲、路路通各15g，蒲黄、五灵脂、桃仁、当归、赤芍、制香附各10g，川芎6g。

【制法用法】水煎服。每日1剂，分2次服。

【功效主治】活血散结，通经，消痈溃坚。主治输卵管阻塞。

当归赤芍汤

【组成】当归、赤芍各12g，五灵脂、川芎、桃仁、香附、艾叶、小茴香各10g，没药5g，肉桂3g。

【制法用法】水煎服。每日1剂，分2次服。

【功效主治】补血活血，调经止痛。主治输卵管阻塞。

泽泻茯苓蒲黄汤

【组成】泽泻、茯苓、蒲黄各15g，香附、延胡索、没药、补骨脂、小茴香、炮姜、山楂各9g，红花6g。

【制法用法】共研细末，炼蜜为丸，每丸重9g。早晚各服1丸。

【功效主治】利水渗湿，行气活血。主治输卵管阻塞。

苏木鹿角胶方

【组成】苏木、鹿角胶各15g，柴胡、淫羊藿各12g，蛇床子、枳壳各9g，肉桂粉3g。蜈蚣3条。

【制法用法】水煎服。每日1剂，分2次服。2个月为1个疗程。

【功效主治】行血破瘀，消肿止痛。主治双侧输卵管不通。

当归连翘方

【组成】当归、连翘、牛膝、王不留行、路路通各12g，香附、赤芍、白芍、桃仁、红花、络石藤各9g，川芎、小茴香、炙甘草各6g。

【制法用法】水煎服。每日1剂，分2次服，服4剂停1天。1个月为1个疗程。

【功效主治】清热解毒，活血通络，消肿散结。主治输卵管阻塞。

牡丹皮穿山甲方

【组成】牡丹皮、穿山甲各15g，当归、白芍、薏苡仁、熟地黄各12g，红花、土鳖虫、皂角刺、路路通各10g，桃仁6g。

【制法用法】水煎服。经来后5天至经将净日，每日1剂，分2次服。

【功效主治】清热通络，活血散瘀。主治输卵管阻塞。

丹参白芍香附方

【组成】丹参、白芍、香附各 15g，炮穿山甲、延胡索各 12g，当归、苏木、路路通、海藻、海带各 9g，血竭、川贝母、炙乳香、没药各 6g。

【制法用法】水煎服。每日 1 剂，分 2 次服。20 剂为 1 个疗程。

【功效主治】祛瘀止痛，活血通经。主治单纯性输卵管壶腹部不通。

海螵蛸茜草根香附方

【组成】海螵蛸、茜草根、香附各 15g，路路通、王不留行、莪术、穿山甲、皂角刺各 12g，土鳖虫、川楝子各 10g，小茴香 5g。

【制法用法】水煎服。每日 1 剂，月经净后服，进药 2 周。

【功效主治】凉血活血，祛瘀通经。主治输卵管阻塞。

益母草金樱子方

【组成】益母草、金樱子、鸡血藤、败酱草各 15g，金银花、大青叶、延胡索各 7.5g，茜草、川楝子各 5g，三七粉（分次吞服）3g。

【制法用法】水煎服。经前 10 天，每日 1 剂，分 2 次服。1 个月经周期为 1 个疗程。

【功效主治】活血祛瘀，调经利水。主治输卵管阻塞。

当归赤芍方

【组成】当归 20g，赤芍、炮穿山甲、川楝子、三棱、连翘各 15g，川芎、红花、桃仁、乌药各 12g，甘草 6g。

【制法用法】水煎服。每日 1 剂，分 2 次服。1 个月为 1 个疗程。

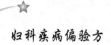

【功效主治】清热凉血，活血祛瘀。主治输卵管阻塞。

红藤白芍白术方

【组成】红藤、白芍、白术各 15g，丹参、延胡索、香附各 12g，当归、泽兰、泽泻、红花各 9g，乳香、没药各 5g。

【制法用法】水煎服。每日 1 剂，分 2 次服。4 个月为 1 个疗程。

【功效主治】败毒消痈，活血通络。主治血瘀型输卵管阻塞。

茯苓当归路路通方

【组成】茯苓、当归、路路通各 15g，赤芍、刘寄奴、香附各 12g，桂枝、桃仁、牡丹皮、乌药、三棱各 10g。

【制法用法】水煎服。每日 1 剂，分 2 次服。每次经前 10 天开始服药，月经净后间日服 1 剂。

【功效主治】除湿利水，活血通络。主治输卵管阻塞。

王不留行方

【组成】王不留行、生蒲黄、路路通、炮穿山甲各 10g，白芍、桃仁、牡丹皮、茯苓、桂枝各 9g，水蛭、橘核、香附各 6g。

【制法用法】水煎服。每日 1 剂，分 2 次服，1 个月为 1 个疗程。

【功效主治】行气活血通经。主治气滞血瘀型输卵管不通。

薏苡仁红藤方

【组成】薏苡仁、红藤各 15g，炮穿山甲、金银花、蒲公英各 10g，桂枝、茯苓、牡丹皮、桃仁、白芍各 9g，土鳖虫 6g。

【制法用法】水煎服。每日 1 剂，分 2 次服。1 个月为 1 个疗程。

【功效主治】舒筋活血，清热排脓。主治湿热瘀滞型输卵管阻塞。

当归川芎方

【组成】当归、川芎、海藻、三棱、莪术、炮穿山甲（代）、土鳖虫、淫羊藿、醋香附各 10g，赤芍、白芍、连翘、路路通、皂角刺各 15g。

【制法用法】水煎。1~2 日 1 剂，分 2 次或 3 次内服，1 个月为 1 个疗程。月经期不停药。

【功效主治】活血通络，祛瘀止痛。主治输卵管阻塞。

丹参方

【组成】丹参 20g，穿山甲、当归、香附、桃仁、三棱、皂角刺、连翘、路路通、甘草各 10g，水蛭 3g，蜈蚣 1 条。

【制法用法】水煎服。经净后，每日 1 剂，用 18~24 剂。经期停用。

【功效主治】祛瘀止痛，活血通经。主治输卵管阻塞。

当归菟丝子方

【组成】当归、菟丝子各 20g，白芍、蒲公英、甲珠、地鳖虫、红藤各 15g，红花 12g。

【制法用法】水煎服。每日 1 剂，分 2 次服，用 10 日，自月经周期第 7 日开始。3 个月经周期为 1 个疗程。

【功效主治】补肾益精，补血活血。主治输卵管阻塞。

当归桑寄生方

【组成】当归、桑寄生、川续断、路路通各 15g，赤芍、丹参各 12g，牛膝、威灵仙各 10g，甘草 6g。

【制法用法】水煎服。每日 1 剂，1 个月经周期为 1 个疗程。月经期停用。

【功效主治】补肝肾，补血活血，通经。主治输卵管阻塞。

红花赤芍方

【组成】红花、赤芍、丝瓜络各 12g，酒蒸熟地黄、酒炒当归、川芎、怀牛膝、路路通各 15g，生甘草、琥珀各 6g。

【制法用法】水煎服。每日 1 剂，分 3 次餐后服；7~10 日为 1 个疗程。

【功效主治】活血通经，祛瘀止痛。主治输卵管阻塞。

黄柏川芎天麻方

【组成】黄柏、川芎、天麻各 20g，黄连、制南星各 15g，赤芍 60g，水蛭、白芷各 10g。

【制法用法】水煎服。取液约 200ml，用 100ml，保留灌肠，深度约 15cm。每日 1 剂，每日 2 次；自月经干净后 3~5 日开始，2 周为 1 个疗程。

【功效主治】清热活血，泻火解毒。主治输卵管阻塞。

二、食疗偏方

炸胡萝卜丝

【组成】胡萝卜 250g，精盐、鸡精、花生油各适量。

【制法用法】胡萝卜洗净后，切成细丝。锅置火上，注油烧至七成热，将胡萝卜丝分几次放入锅里炸酥，捞出沥油，放入盘中，撒上精盐、鸡精拌匀即可。佐餐食用。

【功效主治】健脾和中，清热解毒。适用于输卵管阻塞的辅助治疗。

凉拌海带丝

【组成】水发海带 250g，豆腐干 100g，水发海米 25g，姜末、精盐、鸡精、醋、酱油、香油各适量。

【制法用法】海带择洗干净，入开水锅中煮 15 分钟，捞出放入冷水中过凉，控干水分，切丝。豆腐干切丝，和水发海米一起放在海带丝上，加入香油、酱油、精盐、鸡精、姜末、醋，拌匀即成。佐餐食用。

【功效主治】补碘补钙，清热防癌。适用于输卵管阻塞的辅助治疗。

三、中药外用偏验方

透骨草丹参方

【组成】透骨草、丹参各 30g，威灵仙、乳香、没药、当归各 20g，赤芍 15g，川乌头、肉桂、红花各 10g。

【制法用法】将上药轧成绿豆大颗粒，装布袋内，滴入少许白酒，蒸 40 分钟，敷下腹部，再在布袋上面压热水袋保温，温度维持在 40℃左右，40~60 分钟。每日 1 次，2 日更换 1 袋。

【功效主治】祛风除湿，舒筋活血，散瘀消肿。主治输卵管阻塞。

当归白芷方

【组成】当归、白芷、炒赤芍、五加皮、追地风、透骨草、艾叶、香附各 300g，千年健、羌活、独活、制乳香、制没药、桂枝、血竭、红花、紫苏各 200g。

【制法用法】上药共研细末，每用 250g，装入布袋内，蒸透后热熨两侧少腹。每日熨 1 次，以冷却为度，每袋药可连续使用 10 天，再更换新药。

【功效主治】祛风除湿，活血止痛，消肿排脓。主治输卵管阻塞。

丹参赤芍方

【组成】丹参、赤芍各 30g，三棱、莪术、枳实、皂角刺、当归、透骨草各 15g，乳香、没药各 10g。

【制法用法】水煎，过滤浓煎成 200ml，保留灌肠，温度以 39℃左右为宜。每日 1 剂，每日 1 次，每灌肠 10 次，休息 3~4 日，经期停用。

【功效主治】祛瘀止痛，活血通经。主治输卵管阻塞。

土茯苓三棱莪术方

【组成】土茯苓、三棱、莪术各 15g，丹参 20g，乳香、没药、威灵仙、皂角刺各 10g。

【制法用法】水煎浓缩至 100ml，药温 38℃~39℃，保留灌肠。每日 1 剂，连用 7 日停 3 日。

【功效主治】清热除湿，活血解毒。主治输卵管阻塞。

皂角刺透骨草方

【组成】皂角刺、透骨草、赤芍、乳香各 15g，蒲公英 30g，没药、威灵仙、桃仁、红花各 20g。

【制法用法】粉碎，装布袋，蒸至约 40℃，敷输卵管体表投影处 40 分钟。每日 1 次，每剂用 3 日。经期停用。

【功效主治】消毒透脓，活血化瘀。主治输卵管阻塞。

二藤方

【组成】金银花藤 30g，红藤 20g，牡丹皮、赤芍、路路通、虎杖各 15g，三棱、莪术各 9g。

【制法用法】将上药水煎，取液 200ml，药温 37℃，低压缓慢保留灌肠，患者侧、平卧各 20 分钟。每日 1 次。于经净 3 日后开始至月经来潮前 3 日为 1 个疗程。

【功效主治】清热解毒，活血通络。主治输卵管阻塞。

通络汤

【组成】当归、川芎、生地黄、白芍、丹参、桃仁、红花、香附、川楝子、败酱草、野菊花、皂角刺、甘草各等份。

【制法用法】将上药水煎，取液 600ml，用 120~150ml。每晚睡前保留灌肠，余分 2 次餐后服；每个月经周期用 10 剂；3 个月经周期为 1 个疗程。

【功效主治】行气开郁，法风燥湿，活血止痛。主治输卵管阻塞。

莪术乳香方

【组成】莪术、乳香、没药、黄芩、黄柏、当归、紫花地丁各 15g，蒲公英、鸡血藤各 30g，三棱、川芎各 10g。

【制法用法】于月经干净后 3~7 日，上中药水煎浓缩至 150~200ml，温度 35℃~39℃。每晚睡前大便后保留灌肠 1 次，用 1 周。

【功效主治】行气破血，消积止痛。主治输卵管阻塞。

第五章 乳腺疾病

乳腺自胚胎期发生至老年期退缩，历经胚胎期、幼儿期、青春期、妊娠期、哺乳期和老年期的变化，各时期乳腺改变均受内分泌的影响，即随着卵巢的周期变化而发生相应的变化。内分泌紊乱是引起乳腺病的主要原因，常因雌激素分泌不协调、感染、创伤、及个体因素而致乳房病变。

乳腺疾病是一种常见病、多发病，是危害妇女身心健康的主要疾病，其致病因素比较复杂，如治疗不及时或治疗不当，就会使病情恶化。

第一节 乳腺炎

急性乳腺炎是由细菌感染引起的乳腺组织的急性化脓性感染。绝大部分患者是产后哺乳期的妇女，发病率占产妇的1%，以初产妇为多见，但也有未孕而患本病者，发病多在产后第3~4周，因而亦称"产后乳腺炎"。中医称本病为乳痈，发于妊娠期的称内吹乳痈，发于哺乳期的称外吹乳痈。

乳腺炎临床表现

一期，淤奶肿块期或红肿期。主要表现是乳房的某一部分，通常是外上或内上象限突发肿硬胀痛，边界不清，多有明显的压痛。此期乳房内部的炎症呈蜂窝织炎阶段，尚未形成脓肿。乳房皮肤的颜色正常或微红、或微热。

二期，脓肿形成期。蜂窝织炎阶段未能及时消散，炎症继续发展，组织坏死，脓肿形成在所难免。肿块逐渐增大变硬，疼痛加重，多为搏动性跳痛，甚至持续性剧烈疼痛，乳房局部皮肤发红、灼热。全身壮热不退，口渴思饮，恶心厌食，同侧腋窝淋巴结肿大等。红肿热痛 2~3 天后，肿块中央渐渐变软，有波动感，中心红肿发亮，皮肤变薄，周边皮肤大片鲜红。穿刺会有脓液吸出。此期脓肿已成，保守治愈的时机已过。

三期，脓肿溃后期。脓肿成熟时可自行破溃，或手术切开排脓。如果引流通畅，则局部肿消痛减，体温正常，经过换药，大约一个月内创口逐渐愈合。如果溃后脓出不畅，肿势不消，疼痛不减，身热不退，那就是引流不畅，经久不愈转成慢性乳腺炎，也会形成乳瘘，即有乳汁伴脓液混合流出。

急性乳腺炎中医分型

1. 肝气郁结

主证：乳汁分泌不畅，乳房肿胀疼痛、结节或有异物感，口苦咽干，胸闷不舒，烦躁易怒，皮色不红或微红，食欲不振。舌质红或淡红，苔薄白或薄黄，脉弦。

2. 肝胃郁热

主证：乳房肿胀增大，疼痛剧烈，患处皮肤高热，挤压乳头可有脓液溢出。全身壮热，口干喜饮，小便黄赤，大便秘结，烦躁不安或全身疼痛。舌质红绛，苔黄腻，脉滑数或洪大。

3.气血两虚

主证：全身乏力，面色无华，低热不退，饮食减少，肿块不消，排脓不畅或脓水清稀，愈合缓慢。舌质淡，舌苔薄，脉弱无力。

4.毒邪侵袭

主证：乳房肿块增大，红肿疼痛，肿块中央渐软，有波动感，伴有高热寒战。舌质红，苔黄腻，脉弦滑数。

一、中药内服偏验方

全瓜蒌方

【组成】全瓜蒌30g，当归、赤芍、茯苓、炮穿山甲、三棱、浙贝母、香附各15g，白术、红花、桃仁、青皮、陈皮各12g，柴胡10g，蜈蚣2条。

【制法用法】加水煎沸15分钟，过滤取液，渣再加水煎20分钟，滤过去渣，两次滤液兑匀。每日1剂，分早晚2次服。

【功效主治】清热涤痰，行气活血，宽胸散结。主治乳腺炎。

蒲公英橘核汤

【组成】蒲公英、橘核、当归、陈皮、野菊花各30g，柴胡10g，通草、甘草各3g。

【制法用法】水煎服。每日1剂，高热肿甚时可每日2剂，分4次服。

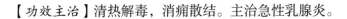

【功效主治】清热解毒，消痈散结。主治急性乳腺炎。

鹿角黄芪汤

【组成】生鹿角 15g，生黄芪 10g，夏枯草 7.5g，制乳香、没药各 4.5g。

【制法用法】水煎。每日 1 剂，分 2 次服。

【功效主治】行血，消肿，益肾。主治乳腺炎。

蒲公英赤芍王不留行方

【组成】蒲公英 50g，赤芍 20g，王不留行 15g。

【制法用法】水煎。每日 1 剂，分 2 次服。

【功效主治】清热凉血，活血祛瘀。主治急性乳腺炎早期未化脓。

虎杖半枝莲方

【组成】白花蛇舌草、虎杖、半枝莲各 15g，当归、丹参各 6g，柴胡、赤芍、青皮、金银花各 4.5g。

【制法用法】水煎服。每日 1 剂，分 2 次服。

【功效主治】活血散瘀，祛风通络，清热利湿，解毒。主治急性化脓性乳腺炎。

漏芦橘核汤

【组成】漏芦、橘核各 20g，金银花、白芷、瓜蒌、连翘各 15g，柴胡、当归、青皮各 12g，甘草 6g。

【制法用法】水煎服。每日 1 剂，分 2 次服。

【功效主治】清热解毒，活血通乳。主治乳腺炎。

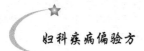

牛蒡子天花粉方

【组成】牛蒡子、天花粉、柴胡、黄芩、栀子、连翘、青皮、陈皮、皂角刺、赤芍各9g，生甘草3g。

【制法用法】加水煎沸15分钟，滤过取液，渣再加水煎20分钟，滤过去渣，两次滤液兑匀。每日1剂，分早晚2次服。

【功效主治】疏散风热，行气散结，解毒消肿。主治急性化脓性乳腺炎。

荆芥防风方

【组成】蒲公英15g，荆芥、防风、牛蒡子、金银花、天花粉、连翘、皂角刺、柴胡、香附、王不留行各9g，生甘草3g。

【制法用法】水煎服。每日1剂，分2次服。

【功效主治】清热解毒，消痈散结。主治急性乳腺炎。

蒲公英金银花方

【组成】蒲公英、金银花、全瓜蒌各15g，赤芍、黄芩、柴胡、连翘、大青叶各7.5g，苦参、青皮、栀子、漏芦各4.5g，生甘草3g。

【制法用法】水煎服。每日1剂，分2次服。

【功效主治】清热解毒，宽胸散结。主治急性乳腺炎。

柴胡黄芩蒲公英方

【组成】柴胡、黄芩、蒲公英各20g，赤芍、金银花、王不留行各15g，皂角刺、青皮各10g，生甘草6g。

【制法用法】水煎服。每日1剂，分2次服。

【功效主治】清热泻火，燥湿解毒。主治乳腺炎。

连翘天花粉方

【组成】连翘、天花粉、败酱草、全瓜蒌各15g，柴胡、黄芩各12g，白芷、赤芍各9g，生甘草6g。

【制法用法】水煎服。每日1剂，分2次服。

【功效主治】清热解毒，消肿散结。主治急性乳腺炎。

蒲公英王不留行汤

【组成】蒲公英、王不留行各15g，金银花、连翘、穿山甲、生地黄各10g，柴胡、牛蒡子各6g，赤芍5g，甘草3g。

【制法用法】水煎服。每日1剂，分2次服。

【功效主治】活血通经，解毒消痈。主治乳腺炎。

土鳖虫鹿角胶方

【组成】蜂蜜、香油各120ml，生核桃（去皮壳）12g，土鳖虫、鹿角胶各6g，蛇蜕、蝉蜕、桦树皮各3g，蜈蚣6条。

【制法用法】上药研细末，用蜜、油调制成丸。分作2份，以黄酒100~200ml送服，服后卧床休息。

【功效主治】破瘀血，通络止痛，攻毒散结。主治急性乳腺炎。

蒲公英贝母方

【组成】蒲公英12g，浙贝母、炒当归尾、苦楝子各9g，炙穿山甲片、炒延胡索、赤芍、炙乳香、炙没药、制香附、酒炒怀牛膝、桃仁泥各6g，广木香、橘络、柴胡、橘皮各4.5g。

【制法用法】将上药加 2 小碗水煎汤，1 剂可煎服 2 次。每日 1 剂，分 2 次服。

【功效主治】清热解毒，行气活血，散结消肿。主治乳腺炎。

全瓜蒌方

【组成】全瓜蒌 12g，丝瓜络、蒲公英各 15g，青皮、蒺藜、橘络、通草各 9g，橘叶 10 片，郁金 6g。

【制法用法】水煎服。每日 1 剂，分 2 次温服。

【功效主治】通经活络，清热解毒，利尿消肿。主治急性乳腺炎。

翻白草蒲公英方

【组成】翻白草、蒲公英、马齿苋、老鹳草、车前子、萹蓄各 30g，瞿麦、白芷、柴胡、牛膝各 12g，香附、香薷、板蓝根各 9g。

【制法用法】水煎服。每日 1 剂，分 2 次服。

【功效主治】清热解毒，凉血止血。主治乳腺炎。

穿山甲皂角刺方

【组成】穿山甲（代）、皂角刺各 12g，重楼 15g，赤芍 10g，陈皮 6g，生甘草 5g。

【制法用法】水煎后取液 300ml。每日 1 剂，4 小时 1 次，口服。

【功效主治】活血散结，通经下乳，消痈溃坚。主治急性乳腺炎。

瓜蒌金银花王不留行方

【组成】瓜蒌、金银花、王不留行各 12g，蒲公英、当归各

15g, 柴胡、桔梗、香附、连翘、通草、赤芍各 9g, 生甘草 6g。

【制法用法】水煎服。每日 1 剂, 分 2 次服。

【功效主治】活血通经, 下乳消痈。主治急性乳腺炎。

瓜蒌方

【组成】瓜蒌 20g, 皂角、路路通、炒王不留行子各 18g, 川芎 10g, 当归 15g, 甘草 6g。

【制法用法】水煎。每日 1 剂, 分 3 次内服。

【功效主治】清热涤痰, 宽胸散结, 活血化瘀。主治急性乳腺炎。

柴胡丝瓜络方

【组成】柴胡、丝瓜络、漏芦、路路通、王不留行、皂角刺各 10g, 瓜蒌 15g, 蒲公英 20g。

【制法用法】上药水煎服。每日 1 剂。

【功效主治】清热解毒, 活血通乳。主治急性乳腺炎。

蒲公英瓜蒌方

【组成】蒲公英 30g, 瓜蒌 15g, 丝瓜络 12g, 柴胡 9g, 青皮、赤芍、牛蒡子各 10g。

【制法用法】水煎服。每日 1 剂, 分 2 次服。

【功效主治】清热解毒, 消痈散结。主治急性乳腺炎。

金银花连翘方

【组成】金银花、连翘各 20g, 昆布、海藻、全瓜蒌、夏枯草各 15g, 牛蒡子、黄芩、皂角刺、浙贝母各 12g, 木通、露蜂房各

10g，甘草 5g。

【制法用法】水煎服。每日 1 剂或 2 剂，分 3 次餐前服。

【功效主治】清热解毒，消肿散结。主治急性乳腺炎。

二、食疗偏方

金针菜猪蹄汤

【组成】金针菜 15g，猪蹄 1 只，调料适量。

【制法用法】按常法煮汤食用。每日 1 剂，连服 3~5 日。

【功效主治】清热消肿，通经下乳。适用于乳腺炎、乳汁不下。

野菊花茶

【组成】野菊花 15g。

【制法用法】将野菊花放入杯内，用沸水冲沏，代茶饮用。每日 1 剂。

【功效主治】清热解毒，消肿。适用于乳痈初起，红肿明显。

油菜粥

【组成】鲜油菜 200g，大米 50g。

【制法用法】鲜油菜叶洗净，切细，置锅中，加清水 500ml，加大米，急火煮开 3 分钟，改文火煮 30 分钟，成粥。趁热食用。

【功效主治】清热解毒，托里透脓。适用于热毒酿脓型急性乳腺炎。

茭白肉丝面

【组成】面条 500g，猪瘦肉 200g，茭白 100g，香菇 25g，葱

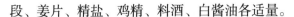

段、姜片、精盐、鸡精、料酒、白酱油各适量。

【制法用法】香菇入水泡发，择洗干净切细丝。茭白剥皮，去老根，入沸水锅中煮熟，捞出，切成细丝。猪肉洗净，放入煮茭白的沸水锅中，加入料酒、葱段、姜片、精盐，用旺火煮沸后，改用中火煮至断生，捞出晾凉，切成约 3cm 长的细丝，捞出汤锅中的葱段、姜片，放入香菇丝，煮沸后停火，加入白酱油、鸡精，备用。将面条放入沸水锅中，煮熟后捞起，分别盛入几个碗内，每碗内加入适量肉丝、茭白丝，再浇入香菇鲜汤，即可食用。每日 1 剂。

【功效主治】解热毒，防烦渴。适用于急性乳腺炎的辅助治疗。

鸡爪黄蛋花汤

【组成】鸡爪 50g，黄花菜 20g，鸡蛋 2 只，精盐、鸡精、料酒各适量。

【制法用法】鸡爪洗净，黄花菜洗净切碎，鸡蛋打散。鸡爪置锅中，煮熟，加黄花菜，淋入鸡蛋液，待熟，调味后即可食用。每日 1 剂。

【功效主治】补益气血。适用于脓溃后正虚型急性乳腺炎。

蒲公英虾肉汤

【组成】虾肉 25g，蒲公英、白芍各 15g。

【制法用法】将白芍、蒲公英洗净，与虾肉同放入锅中，加水适量煮汤即成。食虾肉，饮汤。每日 1 剂，分 2 次服食，连用 5 日。

【功效主治】调补气血，兼清余热。适用于破溃期气血亏虚型急性乳腺炎。

苍耳子炒鸡蛋

【组成】鸡蛋 3 个，苍耳子 10g，精盐、花生油各适量。

【制法用法】鸡蛋打散、拌匀，苍耳子仁研成细末，两者合在一起搅拌均匀。锅置火上，注油烧至八成热时，倒入蛋液，煎熟，加精盐和少量清水，煮沸即可。食鸡蛋和苍耳子仁，每日一剂，分 2 次服食。

【功效主治】疏散风邪，化结消肿。适用于急性乳腺炎的辅助治疗。

仙人掌拌马齿苋

【组成】马齿苋 500g，仙人掌 60g，白糖、醋、香油各适量。

【制法用法】将马齿苋洗净，切成段。仙人掌去刺、皮，切成丝。两味放入沸水中焯过，捞出控水，加入白糖、醋、香油适量，拌匀即可。每日 1 剂。

【功效主治】清热解毒，消肿止痛。适用于急性乳腺炎、丹毒等症。

素炒三丝

【组成】苦瓜 150g，绿豆芽 100g，胡萝卜 100g，葱丝、姜丝、精盐、白糖、植物油各适量。

【制法用法】苦瓜去两端、瓤籽，洗净，切成细丝。胡萝卜洗净，切丝。绿豆芽洗净。锅置火上，注油烧热，下葱姜丝炝锅，再放入精盐、白糖，翻炒至熟。佐餐食用。

【功效主治】清热、解毒、消肿。适用于急性乳腺炎的辅助治疗。

豆芽黄花菜

【组成】干黄花菜 50g，鸡蛋 6 个，绿豆芽 50g，葱、姜、精盐、鸡精、淀粉、面粉、香油、花生油、熟豆油各适量。

【制法用法】将鸡蛋的蛋清和蛋黄分别装盘。葱、姜洗净切末。黄花菜泡软后择洗干净。绿豆芽洗净。在蛋黄中加入精盐、鸡精、熟豆油、水，用筷子打匀后上笼蒸熟成蛋羹，扣在盆中。将蛋清打匀，加入面粉和淀粉，调成蛋泡糊，然后分成 8 份，每份都放入黄花菜，做成芭蕉叶形。锅置火上，注油烧至五成热，将黏满蛋泡糊的黄花菜放进锅里油炸，并不断用炒勺盛热油淋浇，待黄花菜炸透后捞出，沥油后装盘。锅内留少许底油，放入葱、姜略炸后捞出，加入绿豆芽、鸡精、精盐和炸好的黄花菜略煨，用水淀粉稍加勾芡，淋上香油装盘，把黄花菜摆放在蛋羹周围即可。佐餐食用。

【功效主治】清热通脉，解毒消肿。适用于急性乳腺炎的辅助治疗。

香菇烩丝瓜

【组成】香菇 25g，丝瓜 250，虾皮 30g，葱花、姜末、精盐、鸡精、水淀粉、清汤、植物油各适量。

【制法用法】香菇水发后，洗净捞出，去根蒂，切成小片。丝瓜洗净后切片，放入沸水中略焯后捞出，置冷水中过凉。锅置火上，注油烧热，放入葱花、姜末炝锅，下香菇片、精盐、丝瓜片、虾皮，炒熟后放入鸡精，加适量清汤，淋入水淀粉勾芡，炒匀即可。佐餐食用。

【功效主治】清热、化瘀、解毒。适用于急性乳腺炎。

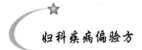

三鲜白菜

【组成】大白菜帮 250g，水发香菇 50g，火腿 100g，精盐、鸡精、香油、鲜汤各适量。

【制法用法】将大白菜帮洗净，横切成 2cm 的小块。火腿切成长为 4cm、宽和厚各为 2cm 的片状。水发香菇每个一切为二。将白菜块、火腿片和香菇交叉夹排，侧面向下排列在碗底，然后把多余的白菜放在上面，再加入少量精盐和鲜汤，上笼蒸熟。把碗中汤汁沥到另一碗中，将白菜块、火腿片和香菇翻扣在大汤碗里，在汤汁碗里加入鸡精，淋入香油，浇在白菜上即可。佐餐食用。

【功效主治】清热解毒，除烦解渴。适用于急性乳腺炎的辅助治疗。

玉兰片烩二冬

【组成】玉兰片 50g，冬菇 50g，冬瓜 200g，葱段、姜片、精盐、鸡精、酱油、植物油各适量。

【制法用法】玉兰片切成小片。冬菇用水泡发，切成粗条。冬瓜去皮、籽，切成小片。锅置火上，注油烧热，下葱姜爆香，放入玉兰片、冬菇、冬瓜、精盐，烹入酱油翻炒至熟。撒入鸡精，拌匀即可。佐餐食用。

【功效主治】化瘀消胀，清热解毒。适用于急性乳腺炎的辅助治疗。

油焖茭白

【组成】茭白 300g，精盐、鸡精、白糖、酱油、香油、植物油各适量。

【制法用法】将茭白去皮洗净，切成长条。锅置火上，注油烧至六成热，放入茭白炸 1 分钟，捞出沥油。锅留底油，烧热后放入茭白，加入酱油、精盐、鸡精、白糖和少许水，烧 1~2 分钟，淋上香油装盘即可。佐餐食用。

【功效主治】清热，除烦。适用于急性乳腺炎的辅助治疗。

柠檬汁冲米酒

【组成】柠檬汁 300ml，米酒 20ml。

【制法用法】将米酒冲入柠檬汁内即可。每日 2 次饮服。

【功效主治】行气，止痛。适用于急性乳腺炎早期硬结疼痛等症。

丝瓜汁饮

【组成】鲜丝瓜 200g。

【制法用法】鲜丝瓜洗净，去皮去籽，切碎后挤汁。饮其汁。

【功效主治】清热、解毒、通乳。适用于急性乳腺炎。

三、中药外用偏验方

鸭蛋清方

【组成】鸭蛋清 1 个，米醋 20ml。

【制法用法】调成糊状敷患处。每日 3 次。

【功效主治】益气解毒、滋阴养血。主治乳腺炎。

鸭蛋清白矾方

【组成】鸭蛋清 1 个，白矾 10g，蓖麻子 10 粒。

【制法用法】共捣烂如泥，敷患处。每日 1 剂。

【功效主治】祛痰，燥湿，解毒。主治乳腺炎。

木芙蓉方

【组成】鲜木芙蓉叶 100g。

【制法用法】捣烂，敷患处，纱布固定，露出乳头。8 小时换药 1 次。

【功效主治】清热解毒，凉血止血，消肿排脓。主治急性乳腺炎。

菊叶三七方

【组成】菊叶三七（块根）50g，木香 30g，马鞭草、蛇含草各 20g，冰片 5g，50 度白酒 10ml。

【制法用法】取前 4 药的鲜品洗净后，分别用刀切细，然后碾烂加入冰片，加白酒和匀，外敷乳腺肿胀部位，内用牛皮纸或白纸，外层用乙烯薄膜包紧。12 小时换药 1 次。

【功效主治】破血散瘀，止血，消肿。主治乳腺炎。

天花粉方

【组成】天花粉 50g，白芷、姜黄、黄柏、大黄各 25g，天南星、苍术、厚朴、陈皮、甘草各 10g。

【制法用法】上药研细末，加蜂蜜适量调成膏状，每取适量，涂敷肿块处，药厚 5mm，纱布包扎。每日换 1 次。

【功效主治】清热生津，消肿排脓。主治急性乳腺炎。

硫酸镁穿山甲方

【组成】硫酸镁 100g，穿山甲粉 25g，桃仁泥 20g，薄荷油 3g，凡士林 100g。

【制法用法】上药混合调匀即成。取本品 125g，在纱布上摊平涂直径 8cm 圆形面积，敷患处，包扎并用胶布固定。每日 1 次，连敷 1 周。

【功效主治】活血散结，通经下乳，消痈溃坚。主治早期急性化脓性乳腺炎。

山柰大黄方

【组成】山柰 36g，大黄 20g，桃仁 18g，白芷、黄药子各 15g，生川乌、草乌、当归、桂枝各 10g，乳香、没药、蜈蚣、全蝎各 6g，冰片、麝香各 2g。

【制法用法】按常规制成膏药，贴敷患处。每日换 1 次。

【功效主治】温中除湿，清热解毒，止痛。主治乳腺炎。

仙人掌生姜方

【组成】仙人掌 20g，生姜 10g。

【制法用法】将仙人掌去刺去皮，洗净，与生姜共捣烂如泥，然后均匀地摊在塑料薄膜或凡士林纱布上，贴敷乳房，外用胶布固定。每日换药 1 次。

【功效主治】行气活血、清热解毒、凉血止血。主治乳腺炎。

鸭蛋米醋

【组成】鸭蛋 1 个，米醋 20ml。

【制法用法】醋与蛋清调成糊状，涂擦患处。每日 3 次。

【功效主治】清热解毒，杀菌消炎。主治乳腺炎。

蒲公英方

【组成】蒲公英、紫花地丁、五爪龙各 100g，车前草 80g，芒硝 60g。

【制法用法】共研极细末，以凡士林按 1∶1 调成膏，外敷患处，纱布包扎。每日换 1 次。

【功效主治】清热解毒，凉血消肿。主治急性化脓性乳腺炎。

饭包草方

【组成】饭包草（叶和苗）180g。

【制法用法】用水洗净，阴干，放入石臼中捣烂，加入甜酒酿 30ml 拌匀，敷贴于患处。每日换 2 次（孕妇忌敷）。

【功效主治】清热解毒，消肿利尿。主治急性化脓性乳腺炎。

玄明粉米醋方

【组成】玄明粉、米醋各适量。

【制法用法】视患处大小，取玄明粉适量，米醋、水各半，调成糊状，敷于患处，外用消毒纱布或干净布包裹。每日换药 2~3 次。

【功效主治】泻热，润燥，软坚。主治急性化脓性乳腺炎。

郁金冰片方

【组成】郁金 9g，冰片 3g，大枣 3 枚。

【制法用法】大枣用温水浸泡后去核，与前 2 药共捣成泥状，每取 1/4 揉成丸，塞入健康乳房一侧鼻孔中。每日 1 次。

【功效主治】活血止痛；行气解郁；清心凉血。主治急性乳腺炎初期。

青木香葱白方

【组成】青木香 90g，葱白 30g。

【制法用法】2 药共捣烂，加白酒适量，分作 2 份用砂锅炒热，用纱布包好，趁热敷患处。每次敷半小时，每日敷数次。

【功效主治】行气止痛，解毒消肿。主治急性化脓性乳腺炎。

小贴士

乳腺炎患者饮食原则

1. 宜食清淡而富含营养的食物

如番茄、青菜、黄瓜、鲜藕、荸荠、赤小豆、绿豆等；水果宜食橘子、香蕉、苹果、金橘饼等。

2. 宜食有通乳作用的食物

如猪蹄、鲫鱼、乌贼鱼、虾、丝瓜、赤小豆、花生、芝麻等，以促进乳汁分泌，防止乳汁瘀积。

3. 宜多食清热散结食物

蔬菜可选择黄花菜、芹菜、丝瓜、苦瓜、油菜、番茄、莲藕、茭白、茼蒿、黑木耳、海带等。

4. 忌燥热、辛辣刺激食物

如韭菜、辣椒、芥末等。食后易生热化火，使本病火

热毒邪更炽，病势更甚。

5.忌热性、油腻食物

如肥肉、海蟹，以及油条、麻花等油炸糕点。

第二节　乳腺增生症

乳腺增生症是指乳腺上皮和纤维组织增生，乳腺组织导管和乳小叶在结构上的退行性病变及进行性结缔组织的生长。是女性最常见的乳房疾病。

乳腺增生症的临床特点：大多数为 40 岁左右妇女，病史较长，周期性乳房胀痛，月经来潮前乳房胀痛，尤以月经前 3~4 日最甚，月经结束后疼痛减轻或消失；少数患者亦可有非周期性乳房胀痛，乳房肿块随月经周期变化，即月经前肿块变大、变硬，月经后肿块明显缩小、变软。乳房肿块多为两侧乳房同时或相继发生大小不等、质韧的、片块状、条索状乳房肿块或颗粒样囊性结节样多发肿物。肿物亦可局限于乳房的某一部分。腋窝淋巴结不肿大，多数病人血浆雌激素及催乳素含量增加，孕激素含量减少。

乳腺增生症中医辨证分型

1.肝邪气滞

此型临床较为多见，常见于青春期或病程较短者。症见忧郁寡欢，心烦易怒，两侧乳房胀痛，可扪及肿块，其肿块常随情绪波动而消长，每于经前乳头、乳房胀痛更甚，经后可有所缓解，兼有两胁胀闷，少气懒言，善叹息，嗳气频作。舌质淡，苔薄白，脉弦细。

2.阴虚火旺

此型患者多表现为形体消瘦，乳房肿块多个，胀痛且伴烧灼感，同时可见头晕耳鸣，午后潮热，精神不振，虚烦不寐，激动易怒，口干或口苦，经期紊乱，小溲短少，大便干秘。舌质红，苔少，脉象细数。

3.冲任不调

此型多见于绝经期妇女。乳房胀痛或隐痛，乳房内肿块大小及疼痛等症状常于经前明显加重，经后显著减轻。常伴面色少华，腰酸膝软，精神疲惫，夜寐不酣，月经紊乱，量少色淡，甚或经闭。舌淡苔白，脉象细弱。

4.痰瘀凝滞

病程较长，患者乳房肿块经久难消，胀痛或刺痛，触之肿块质地较硬，活动度较差。患者平时痰多，质黏稠，烦躁易怒，失眠多梦，情绪波动时症状加重，经行量少，色黯，兼有血块，经行腹痛。舌质黯红或有瘀点，脉来细涩。

一、中药内服偏验方

乳癖散结丸

【组成】香附20g，郁金10g，制三棱、制莪术、浙贝母、制穿山甲、路路通、制鳖甲、党参、黄芪各6g。

【制法用法】制成丸剂。每次4g，每日3次，口服，30日为

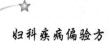

1个疗程。

【功效主治】理气解郁，活血化瘀，调经止痛。主治乳腺增生症。

橘叶橘核方

【组成】橘叶、橘核、郁金、柴胡、当归、王不留行、香附、赤芍、白芍各10g，红花6g，生山楂15g。

【制法用法】水煎服。每日1剂，20日为1个疗程。

【功效主治】清热通络，行气化痰，活血化瘀。主治乳腺增生症。

柴胡香附方

【组成】柴胡、香附、乳香、没药各15g，薤白、土鳖虫、莪术、路路通、荔枝核、浙贝母各12g。

【制法用法】水煎服。每日1剂，1个月为1个疗程。月经期停用。

【功效主治】疏肝理气，活血化瘀，通络。主治乳腺增生症。

鹿角胶土鳖虫方

【组成】鹿角胶、土鳖虫、王不留行、柴胡、香附、川楝子、川芎、莪术、山慈菇、茯苓各10g，穿山甲4g，延胡索15g。

【制法用法】将上药水煎。每日1剂，分2次或3次内服，2个月为1个疗程。

【功效主治】行气活血，消肿散结，益肾通络。主治乳腺增生症。

柴胡郁金方

【组成】柴胡、郁金、皂角刺、全瓜蒌各15g，白芥子、香附、炙穿山甲、王不留行各10g，丝瓜络20g。

【制法用法】将上药水煎服。每日1剂。

【功效主治】疏肝理气，行气活血通络。主治乳腺增生症。

香附赤芍贝母方

【组成】香附、赤芍、浙贝母各15g，僵蚕、橘叶、白芥子、元胡各12g。

【制法用法】水煎服。每日1剂。20日为1个疗程。

【功效主治】清热凉血，活血行气，调经止痛。主治乳腺增生症。

鹿角霜瓜蒌皮方

【组成】鹿角霜、瓜蒌皮、橘核、香附、郁金、白芍、柴胡各12g，当归、延胡索各10g，白术9g，炙甘草6g。

【制法用法】上药水煎服。每日1剂，分2次服。

【功效主治】理气散结，补肾助阳。主治乳腺增生症。

黄芪丹参方

【组成】黄芪、丹参、醋鳖甲各15g，王不留行、赤芍各7.5g，陈皮、浙贝母、柴胡、白芥子、威灵仙、甘草各5g。

【制法用法】上药水煎服。每日1剂，分2次服。月经干净5天后服。

【功效主治】益气活血通络，祛痰散结。主治乳腺增生症。

蒲公英方

【组成】蒲公英 15g，知母、天花粉各 10g，浙贝母、半夏、白及、穿山甲、皂角刺、三棱、莪术、香附各 7.5g，乳香 5g。

【制法用法】上药水煎服。每日 1 剂，20 剂为 1 个疗程。月经期停服，经后续服。

【功效主治】清热解毒，益气活血通络，化痰散结。主治乳腺增生症。

蒲公英夏枯草方

【组成】蒲公英、夏枯草、牡蛎各 15g，天冬、天花粉、橘核、海藻、昆布各 7.5g，炮穿山甲、山豆根各 5g，甘草 3g。

【制法用法】上药水煎服。每日 1 剂，分 2 次服。1 个月为 1 个疗程。

【功效主治】清热解毒，通络散结。主治乳腺增生症。

淫羊藿仙茅方

【组成】淫羊藿、仙茅各 15g，柴胡、橘核、荔枝核、青皮、郁金、赤芍、土鳖虫、水蛭各 10g，牡蛎、甘草各 9g。

【制法用法】上药水煎服。每日 1 剂，分 3 次服，每次 200ml，7 天 1 个疗程。

【功效主治】温肾壮阳，行气活血。主治妇女乳腺增生症。

枳壳瓜蒌皮方

【组成】枳壳、瓜蒌皮、丹参、郁金各 12g，当归、白芍、柴胡、茯苓、白术、香附各 10g，薄荷、甘草各 6g。

【制法用法】上药水煎服。每日1剂，分2次服。

【功效主治】清热解毒，破气，化痰，消积。主治乳腺增生症。

知母天花粉方

【组成】蒲公英15g，知母、天花粉各10g，半夏、白及、浙贝母、穿山甲、皂角刺、三棱、莪术、香附各7.5g，乳香5g。

【制法用法】上药水煎服。每日1剂，月经期停服。

【功效主治】清热解毒，消痈散结，行气活血。主治乳腺增生症。

白附子方

【组成】白附子10g，炙甘草、熟地黄、茯苓、海藻、生麦芽各9g，生半夏5g，炙水蛭3g，制蜈蚣3条。

【制法用法】上药水煎服。每日1剂，分2次服。2个月为1个疗程。

【功效主治】补火助阳，散寒除湿，活血祛瘀。主治乳腺增生症。

夏枯草方

【组成】夏枯草30g，赤芍15g，当归12g，柴胡、青皮、橘核各9g。

【制法用法】上药水煎服。每日1剂，分2次服。

【功效主治】清肝泻火，行气活血，散结。主治乳腺增生症。

金银花连翘方

【组成】金银花、连翘、蒲公英各15g，炒酸枣仁7.5g，陈皮

6g，赤芍、桃仁、川楝子各 4.5g，木香、生甘草各 3g。

【制法用法】上药水煎服。每日 1 剂。

【功效主治】清热解毒，消肿散结，行气活血。主治乳腺囊性增生症。

二、食疗偏方

海带佛手饮

【组成】豆浆 200g，海带 30g，佛手 10g。

【制法用法】将海带、佛手加清水适量，煎煮 30 分钟，倒入豆浆再煮 30 分钟即成。饮服，每日 1 次，连服 5 日。

【功效主治】行气解郁，散结通乳。适用于乳腺增生症的辅助治疗。

金橘叶茶

【组成】金橘叶（干品）30g。

【制法用法】将金橘叶洗净，晾干后切碎，放入砂锅，加水浸泡片刻，煎煮 15 分钟，用洁净纱布过滤，取汁放入容器中即成。可代茶饮。

【功效主治】疏肝理气，解郁散结。适用于肝郁气滞型乳腺小叶增生症。

玫瑰蚕豆花茶

【组成】玫瑰花 6g，蚕豆花 10g。

【制法用法】将玫瑰花、蚕豆花分别洗净，沥干，一同放入茶杯中，加开水冲泡，盖上茶杯盖，焖 10 分钟即成。可代茶饮。

【功效主治】疏肝理气，解郁散结，适用于肝郁气滞型乳腺小叶增生症。

海带排骨汤

【组成】海带 200g，猪排骨 1000g，精盐、料酒、植物油各适量。

【制法用法】海带浸泡洗净，切成粗丝。排骨剁成块。锅置火上，注油烧热，倒入排骨，翻炒断生，加入少许清水、料酒，焖烧 5 分钟。出味后，放入海带，加入清水（以浸没为度），用旺火烧沸后，改为文火慢炖 2 小时，用精盐调味，再煨半小时，至排骨、海带均已熟烂。吃肉喝汤。

【功效主治】消痰散结，软坚通脉，益气养血。适用于乳腺增生症的辅助治疗。

刀豆木瓜肉片汤

【组成】刀豆 50g，木瓜 100g，猪肉 50g，葱花、姜末、精盐、料酒、水淀粉各适量。

【制法用法】先将猪肉洗净，切成薄片，放入碗中加适量精盐、水淀粉，抓揉均匀，备用。将刀豆、木瓜洗净，木瓜切成片，与刀豆同放入砂锅，加适量水，煎煮 30 分钟，用洁净纱布过滤，取汁后同入砂锅，视滤液量可加适量清水，武火煮沸，加入肉片，拌匀，烹入料酒，再煮至沸，加葱花、姜末适量，并加少许精盐，拌匀即成。吃菜喝汤。

【功效主治】疏肝理气，清热化痰，解郁散结。适用于肝郁气滞型乳腺小叶增生症。

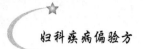

桃仁粥

【组成】桃仁 20g，大米 100g。

【制法用法】将桃仁捣烂成泥，泥加水研汁，去渣取汁。以桃仁汁煮大米为稀粥。每日 2 次，空腹温食。

【功效主治】祛瘀止痛，活血通经。适用于乳腺增生症的辅助治疗。

虫草川贝炖瘦肉

【组成】冬虫夏草 3g，川贝母粉 5g，猪瘦肉 100g，葱、姜、料酒、精盐适量。

【制法用法】将冬虫夏草洗净，与川贝母粉、猪瘦肉一同放入砂锅，加水、料酒、葱、姜适量，共煨 1 小时，加精盐调味即成。佐餐食用。

【功效主治】补肺益肾，化痰散结。适用于乳腺小叶增生症。

鲜蘑里脊片

【组成】新鲜平菇 400g，猪里脊肉 100g，鲜笋 50g，姜丝、葱丝、精盐、鸡精、醋、香油、水淀粉、植物油各适量。

【制法用法】平菇择洗干净，撕成大块。里脊肉洗净，切成薄片。鲜笋洗净后切成片。锅置火上，加入清水烧开，下入平菇，当平菇失去脆性后捞出，入凉水中过凉，控干水。炒锅置火上，倒入少许油。油热后下入肉片急炒，加入葱丝、姜丝、醋，最后加入平菇一同煸炒。待肉片炒至呈白色后，下入笋片，用调料调好口味，用水淀粉勾芡成汁，淋入香油，下入鸡精即成。佐餐食用。

【功效主治】补益胃肠，理气。适用于乳腺增生症的辅助治疗。

鲫鱼羊肉丸

【组成】鲜鲫鱼（约350g）2条，羊肉150g，香菇25g，鸡蛋（用蛋清）1个，葱、姜、精盐、鸡精、胡椒粉、花椒面、鲜汤、水淀粉各适量。

【制法用法】鲫鱼收拾干净。葱、姜一半切末，一半切丝。香菇去蒂洗净。将羊肉剁碎，放入葱末、姜末、花椒面、精盐、蛋清、水淀粉，调拌均匀，制成肉丸。往汤锅中倒入鲜汤，烧开后下入鲫鱼、丸子、香菇、葱丝、姜丝、精盐、鸡精，煮开后撇去浮沫，改用文火焖约5分钟，放入胡椒粉调好口味即可。佐餐食用。

【功效主治】补虚祛寒，益肾补精。适用于乳腺增生症的辅助治疗。

牡蛎青菜木耳汤

【组成】鲜牡蛎肉150g，青菜50g，水发木耳30g，葱丝、姜丝、精盐、鸡精、花椒油、食用油各适量。

【制法用法】牡蛎肉清洗干净，将肉片大的切开。木耳择洗干净后，撕成小朵。青菜择洗干净，切成段。锅置火上，在锅内加入适量的清水、精盐、料酒、鸡精，调好口味，烧沸成料汤。再在开水锅内加入牡蛎、青菜段、木耳，待煮至八成熟时，捞出，控干水分，最后倒入做好的料汤、葱丝、姜丝，淋入花椒油即成。佐餐食用。

【功效主治】软坚散结，滋阴养血。适用于乳腺增生症的辅

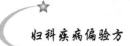

助治疗。

萝卜拌海蜇皮

【组成】白萝卜 200g，海蜇皮 100g，植物油 50ml，精盐、葱花、白糖、麻油各适量。

【制法用法】白萝卜洗净，切细丝，用精盐拌透。海蜇皮切丝，先用凉水冲洗，再用冷水漂清，挤干，与萝卜丝一起放碗内拌匀。炒锅上火，下植物油烧热，放葱花爆香，趁热倒入碗内，加适量白糖、麻油拌匀即成。佐餐食用。

【功效主治】下气消食除痰，解郁散结，适用于乳腺增生症。

醋熘白菜

【组成】白菜帮 500g，热水 300g，精盐、鸡精、酱油、白糖、醋、水淀粉、植物油各适量。

【制法用法】白菜帮除去菜叶，洗净后切成 2.5cm 宽的条状，然后用斜刀法逐条切成 4cm 长的菱形块备用。锅置旺火上，注油烧至三成热，下入白菜块，用炒勺略加翻炒，待白菜块在油中翻滚时捞出，沥油。锅留少许热油，加入 300ml 热水，再加入白糖、酱油，待水沸后加入醋和水淀粉，搅拌成浓稠的糖醋卤汁，再把白菜块倒进锅里，翻炒均匀后出锅装盘。佐餐食用。

【功效主治】解热除烦，行气祛瘀。适用于乳腺增生症的辅助治疗。

凉拌莴苣

【组成】莴苣 200g，海带丝 300g，精盐、鸡精、香油各适量。

【制法用法】莴苣洗净，去皮后切成细丝。海带丝洗净。用沸水氽一下，备用。将莴苣丝、海带丝混合后，淋上香油，撒上精盐、鸡精，拌匀即可食用。佐餐食用。

【功效主治】软坚消肿，清热利水。适用于乳腺增生症的辅助治疗。

三、中药外用偏验方

千年健乳香方

【组成】千年健、乳香、没药、血竭各60g，艾叶400g，当归、川芎、白芷各120g。

【制法用法】以上药物共研末，用250g，加白酒拌匀，装布袋，蒸热，敷患处，每日2次，避免烫伤，10日为1个疗程，月经期停用。

【功效主治】舒筋活络，活血止痛，消肿。主治乳腺增生症。

天南星半夏方

【组成】天南星、半夏、僵蚕、白芷、皂角刺、草乌各等份。

【制法用法】研末，加大葱（捣烂）1棵，用蜂蜜调成糊状，外敷患处。每日2次。

【功效主治】燥湿化痰，散结消肿。主治乳腺增生症。

乳香没药黄柏方

【组成】大黄15g，乳香、没药、黄柏各10g，冰片5g。共研细末瓶装备用。用时将上药粉适量加鸡蛋清2个调膏，摊在纱布上，外敷患处，以热水袋外敷半小时，24小时换药1次，7次为1个疗程。

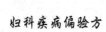

【功效主治】泻热毒，破积滞，行瘀血。主治乳腺增生症。

穿山甲昆布方

【组成】炮穿山甲、昆布各 30g，王不留行、赤芍、土贝母、白花蛇舌草各 20g，木鳖子、莪术各 18g，丝瓜络 15g，血竭、乳香、没药各 10g。

【制法用法】依法制成膏药，摊布上，贴敷患处。7 天换 1 次。1 个月为 1 个疗程，每疗程间隔 3 天。

【功效主治】活血散结，清热解毒，消痈溃坚。主治乳腺增生症。

小贴士

乳腺增生饮食原则

1. 多进食富含纤维素的食物

如谷类、豆类的皮，以及各种蔬菜等。由于膳食纤维可以促使脂肪吸收减少，脂肪合成受到抑制，就会使激素水平下降，从而有利于乳腺增生症的恢复。

2. 宜多食富含碘的食物

如紫菜、海带、干贝、海参、柿子、山药等。碘可以刺激垂体前叶黄体生成素，促进卵巢滤泡黄体化，从而使雌激素水平降低，恢复卵巢的正常功能，纠正内分泌失调，消除乳腺增生的隐患。

3. 低脂肪饮食

常吃瘦肉、鸡蛋、酸奶等。摄入过高的脂肪和动物蛋白质，以及饮食无节制造成的肥胖，促进了人体内某些激素的生成和释放，会刺激乳房腺体上皮细胞过度增生。

4.忌食辛燥刺激性食物

如辣椒、韭菜、花椒、油炸食物、动物脂肪、甜食；忌饮酒；少吃盐腌、烟熏、火烤、烤糊焦化、变质食物。

5.忌食咖啡、可可、巧克力等食物

这类食物中含有大量的黄嘌呤，会促使乳腺增生。

参考书目

《寿世保元》　　　　　　　　　福建中医药

《医方考》　　　　　　　　　　广西中医药

《丹溪治法心要》　　　　　　　河北中医

《脉因证治》　　　　　　　　　白求恩医科大学学报

《简明医彀》　　　　　　　　　中国中西医结合杂志

《备急千金要方》　　　　　　　陕西中医

《奇效良方》　　　　　　　　　江西中医药

《解围元薮》　　　　　　　　　云南中医中药杂志

《金匮翼》　　　　　　　　　　中国中医药信息杂志

《证治准绳·类方》　　　　　　上海中医药杂志

《世医得效方》　　　　　　　　甘肃中医

《明医指掌》　　　　　　　　　实用中医药杂志

《古今医鉴》　　　　　　　　　中医研究

《校注医醇賸义》　　　　　　　中医函授通讯

《医学妙谛》　　　　　　　　　上海医学

《医学传灯》　　　　　　　　　吉林中医药

《医方集宜》　　　　　　　　　中药材

《太平惠民和剂局方》　　　　　四川中医

《太平圣惠方》　　　　　　　　湖南中医学院学报

《普济本事方》　　　　　　　　甘肃中医学院学报

《妇科病验方集锦》　　　　　　新疆中医药

《妇科常见病防治 120 问》　　　中国乡村医生

《仁斋直指方论（附补遗）》　　贵阳中医学院学报

辽宁中医杂志　　　　　　　　　湖南中医药导报

中医杂志　　　　　　　　　　　云南中医学院学报

黑龙江中医药　　　　　　　　　浙江中医学院学报

浙江中医杂志　　　　　　　　　中医外治杂志

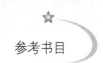

中医药研究	中医药学报
陕西中医函授	